DU

CURETTAGE DE L'UTÉRUS

INDICATIONS ET TECHNIQUE

PAR

Le Docteur Paul DESPRÉAUX

Ancien interne des Hôpitaux

PARIS

G. STEINHEIL, ÉDITEUR

2, RUE CASIMIR-DELAVIGNE, 2

1888

DU

CURETTAGE DE L'UTÉRUS

INDICATIONS ET TECHNIQUE

IMPRIMERIE LEMALE ET Cⁱᵉ, HAVRE

HOPITAL DE LOURCINE PASCAL

SERVICE DE GYNÉCOLOGIE

DU

CURETTAGE DE L'UTÉRUS

INDICATIONS ET TECHNIQUE

PAR

Le Docteur Paul DESPRÉAUX

Ancien interne des Hôpitaux

PARIS

G. STEINHEIL, ÉDITEUR

2, RUE CASIMIR-DELAVIGNE, 2

1888

DU

CURETTAGE DE L'UTÉRUS

INDICATIONS ET TECHNIQUE

INTRODUCTION

Pendant le courant de l'année qui vient de s'écouler, dans le service de M. le D' Pozzi dont nous avions l'honneur d'être l'interne, nous avons eu l'occasion de voir pratiquer fréquemment le curettage de l'utérus. Cette opération qui, jadis, a soulevé tant d'objections, paraît entrer aujourd'hui dans la pratique médicale. Les résultats obtenus, particulièrement dans la métrite hémorrhagique, sont bien faits pour encourager les médecins à reconnaître définitivement le curettage comme un procédé efficace de traitement dans certaines affections de l'utérus. A ce point de vue, il nous a paru intéressant de réunir quelques observations de curettage pratiqués dans des circonstances et dans des buts différents. Nous indiquerons en même temps avec la technique suivie à l'hôpital de Lourcine par notre maître M. Pozzi, les principales indications opératoires. C'est qu'en effet, le curettage ne doit pas être seulement considéré comme ne recevant d'applications que dans le traitement de l'endométrite. Tantôt il est nécessaire, dans un cas où le diagnostic est difficile d'aller enlever avec la curette un fragment de tissu qui doit être soumis à l'examen microscopique, tantôt on se propose d'aller simplement modifier la muqueuse malade sans la détruire entièrement, tantôt enfin la curette doit enlever aussi complètement que possible les parties cancéreuses des parois de l'utérus.

De là une division naturelle en curettage explorateur, curettage modificateur et curettage destructeur. A chacune de ces divisions correspondent des indications particulières, et, pouvons-nous ajouter, quelques contre-indications cliniques spéciales. Nous les étudierons dans deux chapitres différents et nous consacrerons quelques lignes aux objections qu'a soulevées et que soulève encore l'emploi de la curette. Les observations que nous publions ont été recueillies dans le service de M. Pozzi par nous-mêmes ou par notre collègue et ami Lamotte. De plus notre maître, avec sa bienveillance habituelle, a bien voulu mettre à notre disposition quelques faits observés dans sa clientèle. Cette nouvelle preuve d'intérêt, jointe à la reconnaissance que nous lui devons pour l'enseignement que nous avons reçu de lui, pendant notre dernière année d'internat, nous autorise à profiter avec joie de l'occasion qui nous est offerte pour l'assurer que nous ne perdrons jamais le souvenir du temps trop court pendant lequel nous avons eu l'avantage de recevoir ses leçons.

Nous ne saurions également trop remercier nos maîtres dans les hôpitaux, MM. les professeurs Brouardel et Lannelongue, MM. Debove, Féréol, Dumontpallier, Nicaise, Théophile Anger, Blum, A. Robin et Benjamin Anger de l'intérêt qu'il nous ont porté pendant nos années d'externat, d'internat provisoire et d'internat.

M. le professeur Damaschino dont nous avons été successivement l'externe et l'interne a bien voulu accepter la présidence de notre thèse. Nous n'oublierons jamais l'extrême bonté de cet excellent maître. L'accueil cordial que nous recevons encore aujourd'hui dans son service et son laboratoire est bien fait pour graver à jamais dans notre cœur de profonds sentiments d'affection et de gratitude.

Nous ne voulons pas terminer ce travail sans citer aussi nos collègues et amis Lamotte, Villar et Wurtz. L'amitié qui nous unit, nous a permis de faire appel à leur concours; qu'ils reçoivent ici nos sincères remerciements.

HISTORIQUE

Le curage ou mieux le curettage de l'utérus a subi le sort des plus belles opérations chirurgicales. Tout d'abord rejeté et abandonné dès son origine, il a de nouveau été repris avec enthousiasme et s'il a trouvé, s'il trouve même encore des adversaires acharnés, il compte aussi de nombreux partisans.

Le curettage de l'utérus est d'origine française; c'est à un gynécologue français, Récamier, que revient l'honneur d'avoir introduit cette méthode dans la thérapeutique utérine; sa curette, qui porte son nom est universellement connue.

Ce fut au mois d'août de l'année 1846, dans un travail publié dans les Annales de thérapeutique, que Récamier signala l'abrasion de la muqueuse utérine appliquée au traitement des végétations de cet organe.

Robert se prononce pour Récamier et pratique un grand nombre de fois le raclage. Dans sa thèse de concours (1848) qui a trait aux affections granuleuses, ulcéreuses et carcinomateuses du col, il insiste sur le raclage de la muqueuse utérine.

En 1850 paraît, dans l'Union médicale, le mémoire de Récamier : dans ce travail nous trouvons un certain nombre d'observations se rapportant à des affections différentes de l'utérus, quelques-unes aux fongosités, et dans lesquelles il a pratiqué le cathétérisme, parfois le curettage.

Comme Robert, Nélaton se déclare partisan de Récamier et signale dans ses leçons cliniques les avantages de la méthode.

Vers la même époque paraissaient plusieurs thèses sur ce sujet : les thèses de Juteau (1850), de Babu (1850), de Robinet (1853), de Ferrier (1854).

La thèse de Ferrier est l'objet d'un rapport de A. Richard à la Société de chirurgie, dans la séance du 26 janvier 1855. Ce rapport favorable aux conclusions de l'auteur amène une discussion intéressante à la suite d'un cas de perforation de l'utérus avec la curette, cité par Richard et produit sous ses yeux. Hervez de Chégoin, Cloquet, Michon, combattent le raclage ; Michon va même jusqu'à nier l'existence des végétations utérines ; cette opinion est réfutée par Richet, Robert, Maisonneuve, Demarquay. Ces derniers, avec Follin, citent plusieurs cas de curettage opérés avec succès.

En 1858 paraît la thèse de Rouyer, faite sous l'inspiration de Nélaton ; l'auteur conclut au traitement des végétations utérines par le raclage.

Aran, dans ses leçons cliniques (1858-1860), combat de toutes ses forces le curettage de la cavité utérine qu'il considère comme un moyen dangereux et « un tir à la cible les yeux fermés ».

Becquerel l'appelle un procédé barbare.

Nonat, au contraire, dans son traité pratique des maladies de l'utérus et de ses annexes (1860) se montre absolument partisan du curettage et partage les idées de Trousseau. Tout deux l'ont pratiqué un grand nombre de fois.

Ainsi donc, jusqu'en 1860, le curettage quoique rejeté par certains chirurgiens et gynécologistes, réunit cependant le plus grand nombre de suffrages.

Mais bientôt on ne parle plus de cette opération ; c'est à peine si quelques chirurgiens osent la pratiquer : c'est la période de réserve. Elle est amenée par quelques cas de mort dus, soit à une perforation utérine, soit à une phlegmasie des annexes avec péritonite.

Dans ces dernières années nous assistons à une véritable renaissance ; le curettage abandonné est repris de nouveau ; néanmoins il rencontre encore des adversaires.

Les causes qui ont amené ce retour à un procédé déjà ancien sont faciles à comprendre : d'une part la connaissance plus approfondie des affections utérines et d'autre part l'événement de la méthode antiseptique qui donne une plus grande sécurité.

Aussi, voyons nous Siredéy, de Sinéty employer cette méthode et en faire des éloges.

Walton (de Bruxelles), partisan déclaré du curettage, pense que c'est là une opération réellement bénigne. En parlant des opérateurs qui qualifient cette opération de hasardeuse, barbare, voire même d'excentrique, de mortelle, etc., Walton s'exprime en ces termes : « Il est plus que probable que ces chirurgiens n'ont jamais pratiqué ou même ne comprennent pas la technique de l'opération ».

Churchill (traduct. Leblond) et Leblond lui-même condamnent le curettage.

Actuellement, le curettage compte encore et des adversaires et des partisans ; il parait être plus en faveur à l'étranger, surtout en Allemagne qu'en France.

A l'étranger, Olshausen, Brennecke, Léopold Meyer, Prochawnick, Werbecker, Steenfel, Duvelius, Clinton Cushing, ont publié des notes ou des mémoires sur le traitement de la métrite hémorrhagique et fongueuse par le curettage. Nous signalerons ces travaux dans notre index bibliographique.

Hunter, Rheinstaedter, Martinow, Bergesio, ont, eux aussi, contribué à vulgariser le raclage du l'utérus.

Hart et Barbour emploient la curette contre l'endométrite, même dans les cas du cellulite ou de péritonite aiguës concomitantes.

Citons encore Hégar, Schrœder Martin, Braün, Bandl, Veit, qui pratiquent le curettage d'une façon courante.

En France, cette opération n'est guère pratiquée que par un certain nombre de chirurgiens et en particulier par MM. Pozzi et Terrillon. Disons enfin que M. Doléris pratique, sous le nom d'écouvillonnage, une opération qui n'est autre chose qu'un curage utérin ; l'instrument seul différencie cette opération du véritable curettage.

Ajoutons que l'écouvillonnage est d'ailleurs un moyen précieux pour atténuer les appréhensions des malades effrayées par le mot d'opération.

D'une façon générale on peut dire que le curettage n'est accepté en France qu'avec quelques réserves. Nous devons déclarer cependant que grâce à l'initiative de quelques chirurgiens et en particulier de M. Pozzi, il tend de plus en plus à s'introduire chez nous et que, pour un grand nombre de gynécologistes, cette opération est déjà devenue en quelque sorte une méthode de choix.

OBJECTIONS

L'exquisse historique que nous venons de tracer nous a montré que les chirurgiens ont été et sont encore aujourd'hui partagés en deux camps : les partisans et les adversaires du curettage.

Quelles sont donc les objections qui ont été mises en avant par les détracteurs de cette méthode?

Ces objections peuvent être résumées de la façon suivante : 1° le curettage est une opération inutile ; 2° non seulement il est inutile, mais encore dangereux et expose les malades à des accidents souvent mortels.

Etudiant les choses de plus près, voyons si réellement le curettage est une opération inutile et si l'on doit lui attribuer les accidents dont on l'accuse.

Le curettage, avons-nous dit au début de cette étude, peut être explorateur, modificateur, destructeur.

On ne saurait accuser le curettage explorateur; c'est là une opération des plus bénignes, qui ne détermine pas le moindre accident et qui, on le sait, rend tous les jours de réels services dans certains cas de diagnostic douteux. On se borne d'ailleurs dans ces cas à extirper une très faible portion de paroi utérine suffisante pour éclairer le chirurgien. Le repos et quelques injections

antiseptiques suffisent pour amener une prompte guérison.

C'est contre le curettage modificateur et destructeur
que se sont élevées surtout les objections.

On a reproché au curettage modificateur d'être une
opération inutile. Que de fois, disent les adversaires de
cette méthode, n'a-t-on pas guéri l'endométrite avec la
médication interne seule ! Quant aux injections caustiques
elles réussissent toujours.

Ces objections sont faciles à réfuter : en effet, est-il
logique d'admettre, étant donnée la structure des fongosités utérines, que le traitement médical puisse avoir
une action curatrice. Sans doute ce traitement peut sou-
lager les malades en arrêtant temporairement les métrorrhagies, en faisant disparaitre les douleurs, mais il ne
les guérit pas ; et bientôt, dèsqu'on cesse le traitement, on
voit apparaitre de nouveau les mêmes phénomènes,
puisque la cause persiste. Le traitement interne peut être
palliatif, il n'est jamais curatif.

Les injections caustiques dont certains gynécologistes
ont tant vanté les résultats, sont également insuffisantes.
Qu'on se trouve en présence de végétations nombreuses, est-on sûr de les détruire entièrement? Il fau-
drait dans ces cas introduire dans la cavité utérine de
trop grandes quantités de caustique pour être certain de
pratiquer une opération radicale.

En outre, cette méthode des cautérisations n'est pas
aussi simple qu'on serait tenté de le croire.

Ne voulant pas nous appesantir sur cette discussion,
qu'il nous suffise de renvoyer à la lecture des observa-

tions d'endométrites traitées par ces injections caustiques et l'on verra que les prétendues guérisons n'ont été que passagères.

D'ailleurs, quiconque a suivi les services hospitaliers se souvient d'avoir vu de ces endométrites chroniques traitées depuis fort longtemps par la médication interne, par les caustiques, etc., etc., et qui, après de longs mois, faisaient le désespoir de la malade et du chirurgien.

On trouvera dans nos observations, le cas d'une jeune femme qui, atteinte depuis cinq ans d'une endométrite contre laquelle on avait employé tous les moyens usuels, vit ses hémorrhagies disparaître immédiatement après le curettage et qui depuis n'a présenté aucun accident.

On a encore reproché au curettage modificateur d'être le point de départ d'inflammations péri-utérines et de détruire définitivement la muqueuse utérine, d'où impossibilité d'une grossesse ultérieure.

Métrite aiguë, inflammation des annexes, métropéritonite, ovarite, abcès du bassin, telles sont les complications inflammatoires qui ont été signalées par les adversaires du curettage; mais outre que ces accidents ont été observés aussi à la suite des injections caustiques sans grattage, ils sont extrêmement rares à la suite du curettage lorsque celui-ci est bien pratiqué et que l'on a soin d'enlever l'excès de perchlorure de fer au moyen d'une injection intra-utérine ainsi que le fait toujours M. Pozzi.

Ces accidents sont d'autant plus rares aujourd'hui que les indications du curettage sont bien posées : on sait en effet que pour pratiquer cette opération, il faut que

l'utérus soit mobile. Par suite, toute inflammation péri-
utérine antérieure est une contre-indication. C'est dans
ces cas qu'on à vu survenir des complications lorsqu'on
opérait sur un utérus immobilisé par des inflammations de
voisinage.

Ajoutons que nous n'avons jamais vu ces complications
survenir dans les nombreuses opérations pratiquées à
l'hôpital de Lourcine.

Le curettage modificateur de l'utérus, ajoutent ses détracteurs, en détruisant la muqueuse utérine, est une
cause de stérilité.

Pour répondre à cette objection, examinons l'état d'un
utérus qui a subi l'opération du curettage. Nous ne con-
naissons pas de cas où l'on ait eu l'occasion de faire
l'autopsie de femmes mortes après curettage. Néanmoins,
il est permis d'affirmer que la muqueuse utérine n'est pas
entièrement détruite et qu'elle se régénère. En effet, si
l'on sectionne un utérus sain pris sur le cadavre et si l'on
cherche à gratter la muqueuse avec la curette de Récamier on constate que celle-ci glisse sur la paroi utérine et
qu'il faut déployer une certaine force pour l'entamer :
il est donc difficile d'enlever la muqueuse utérine saine.

Dans les cas pathologiques, la main qui manœuvre la
curette a bien la notion de la différence de résistance
éprouvée par l'instrument suivant qu'il porte sur une
muqueuse saine ou malade.

C'est parce que la muqueuse est malade, ramollie
qu'on peut l'enlever. Cette portion de muqueuse ainsi enlevée est anéantie au point de vue physiologique, qu'elle
soit enlevée par la curette ou qu'elle reste dans la cavité

utérine ; par suite, le curettage n'empire en rien l'état de la malade au point de vue fonctionnel.

Nous établissons cette comparaison pour montrer que, même en l'absence de régénération, la malade n'a rien à perdre puisque la curette n'enlève que des parties malades.

Mais, la régénération de la muqueuse utérine ne fait pas défaut ; après le curettage la muqueuse utérine se régénère comme après la grossesse ; chez les femmes bien portantes ; elle met à se régénérer le même temps que chez une femme qui vient d'accoucher, et l'on voit les règles apparaître de nouveau de la cinquième à la sixième semaine.

De même que chez les accouchées anémiées par une cause quelconque, on voit les règles ne se montrer que deux, trois mois et plus, après l'accouchement, de même lorsque le curettage est pratiqué chez des femmes épuisées par des métrorrhagies abondantes le même fait est souvent observé.

Le principal argument, celui qui ne laisse aucun doute sur la régénération de la muqueuse utérine, est fourni par ce fait que des femmes chez lesquelles ont avait pratiqué le curettage sont devenues enceintes. Récamier, Nélaton, Schrœder, ont rapporté des cas où, des malades devenues enceintes après l'opération, ont pu mener à terme le produit de la conception.

Martin (de Berlin) a vu survenir la grossesse après le grattage chez soixante femmes.

Ces faits suffisent à eux seuls pour montrer qu'il se forme après le curettage, une muqueuse nouvelle jouissant de toutes ses propriétés physiologiques.

D.　　　　　　　　　　　　　　　　　　　　2

Le reproche le plus sérieux qui ait été fait au curettage c'est de produire des perforations de l'utérus.

Nous ne nous arrêterons pas longtemps à réfuter cette objection. Et d'abord les cas de perforation utérine produits par le curettage sont rares. En outre, point essentiel, il faut établir une division bien nette entre le curettage pratiqué dans les cas d'endométrite chronique et celui pratiqué dans les cas de végétations cancéreuses.

C'est surtout dans le premier cas que ces perforations sont rares et leur mécanisme est aujourd'hui bien établi. Dans tous les cas de ce genre, en effet, l'opération avait été pratiquée sur des utérus déviés, surtout en rétroflexion. On sait que dans les flexions utérines il se produit au niveau de l'angle de jonction du corps et du col, une atrophie du tissu musculaire évaluée par Siredey de 6 à 8 millimètres; il y aurait même, au dire de Siredey, de la dégénérescence graisseuse. On comprend dès lors qu'un instrument introduit dans la cavité utérine vienne butter contre la paroi utérine au point où elle est précisément amincie et détermine une perforation.

Cet accident sera toujours évité si l'on se souvient que la rétroflexion est une contre-indication et que l'on ne doit pratiquer le curettage que sur des utérus mobiles et situés dans une position normale. On verra de plus au chapitre des contre-indications ce que nous pensons des déviations utérines.

Quant aux perforations dans les cas de cancer, elles deviendront de plus en plus rares; l'on sait en effet que le curettage est surtout autorisé au début de cette affection, alors que la paroi utérine n'est pas encore ramollie, et que si l'on se trouve en présence de lésions cancéreuses avancées, le curettage devient dans certains cas de rétention de liquide une opération presque de nécessité et que dans ce cas on ne doit le pratiquer qu'avec la plus extrême prudence et sans chercher à enlever toute l'épaisseur des parois utérines dégénérées.

Ainsi donc, tous les reproches adressés au curettage tombent devant l'observation des faits si l'on tient bien compte des indications précises de cette opération. Ce n'est pas une opération inutile puisque c'est le seul moyen de guérir ces vieilles endométrites qui ont résisté à la médication interne et aux injections diverses; elle n'est pas dangereuse puisque les accidents qui ont été imputés sont survenus dans des cas où le curettage était contre-indiqué, ou bien lorsque le chirurgien a commis une imprudence opératoire.

Enfin, les observations de Récamier, Nélaton, Schrœder, Martin, montrent d'une façon évidente que cette opération n'est pas toujours une cause de stérilité. Ainsi tombe une dernière objection qui aurait pu dans bien des cas faire hésiter des femmes à subir le curettage de l'utérus.

INDICATIONS

Le but que l'on se propose en pratiquant le curettage de l'utérus est variable. D'une façon générale, c'est tantôt au point de vue du diagnostic, tantôt au point de vue du traitement que le médecin se place. De là, une division naturelle en deux grands chapitres : le curettage explorateur et le curettage curatif. Dans ce dernier cas, il nous a paru avantageux de considérer spécialement : 1° les faits dans lesquels le curettage n'a agi que comme modificateur de la muqueuse utérine et permet la régénérescence de celle-ci en supprimant seulement son état pathologique ; 2° les faits dans lesquels on détruit entièrement une partie des parois de l'utérus. D'ailleurs, les indications et les contre-indications sont différentes dans les deux cas, ce qui tient en grande partie à la nature de l'affection que l'on se propose de combattre ; le curettage modificateur s'adressant surtout à la métrite hémorrhagique et le curettage destructeur à la dégénérescence cancéreuse des parois de l'utérus. Nous considérons donc, successivement, les indications du curettage explorateur, du curettage modificateur et du curettage destructeur.

I. — **Curettage explorateur.**

Récamier, qui le premier attira l'attention sur les usages de la curette ne se contentait pas seulement de la faire servir à la destruction des « productions fibreuses et fongueuses de l'utérus », mais avait reconnu l'utilité qu'elle présentait dans certains cas au point de vue du diagnostic. Dans le mémoire qu'il publia en 1850 dans l'Union médicale, après avoir répondu aux objections d'Amussat et de P. Dubois, il conclut d'après un certain nombre d'observations démonstratives à l'innocuité et à l'utilité diagnostique du curettage. « Je passe, dit-il en tête du chapitre, à des cas d'exploration de la cavité utérine et d'abrasion de productions anormales granulées ou fongeuses, dans cette cavité, par des instruments, sans le concours des doigts, afin d'établir que ce cathétérisme utérin est non seulement aussi inoffensif que celui de la vessie, mais qu'il est utile pour certains diagnostics et nécessaire pour le traitement de diverses maladies internes de l'utérus (1). » Depuis cette époque, le curettage explorateur a été souvent pratiqué. Les gynécologues y ont fréquemment recours et nous nous contenterons de la citation que nous venons de faire sans nous exposer à des répétitions en transcrivant ici des exemples nombreux empruntés à différents auteurs. On voit, en effet, combien il peut être difficile dans certains cas, de se prononcer cliniquement entre une métrite chronique et un épithélioma. Et dans les cas ou une

(1) RÉCAMIER. Mémoire sur les productions fibreuses et fongueuses intra-utérines. *Union médicale*, 1850, p. 275.

femme est atteinte d'hémorrhagie interne, de sécrétions anormales, s'il est impossible en l'absence de tumeur, de polype de rattacher à une donnée certaine la pathogénie de ces phénomènes, n'est-on pas autorisé à aller extraire de l'utérus une parcelle de tissu destiné à l'examen microscopique. Un écoulement fétide est suspect au plus haut point, mais le même symptôme ne peut-il pas se présenter quand il existe un myome en voie de décomposition. Dans ces cas, le curettage explorateur est encore le procédé le plus simple et le plus sûr pour faire un diagnostic exact. On peut, par ce moyen, aller chercher dans l'utérus des fragments de muqueuse malade, de petits polypes muqueux ou des parcelles de tumeurs(1). Ce procédé est simple, non dangereux, et il est le plus souvent inutile de dilater préalablement le col utérin. On peut employer une curette de petit diamètre, la curette tranchante de Simon, par exemple, mais nous n'avons pas besoin d'insister sur la nécessité de prendre les précautions antiseptiques ordinaires. Dans ces conditions, nous pensons pouvoir affirmer que dans les cas signalés ci-dessus, le curettage explorateur est formellement indiqué.

II. — Curettage modificateur.

C'est surtout à titre de modificateur énergique de la muqueuse utérine que le curettage est indiqué dans le traitement d'une affection fréquente et souvent rebelle, la métrite hémorrhagique. C'est dans ce cas principale-

(1) Nous rapprocherons cet usage de la curette de l'emploi du harpon fait par Duchenne de Boulogne.

ment que l'opération a été pratiquée et a donné les plus
remarquables succès. En agissant directement et profondément sur la muqueuse, le curettage détermine une mo-
dification très grande dans la vitalité de celle-ci et
amène la guérison dans des cas jusqu'alors rebelles aux
cautérisations et au traitement ordinaire. La thérapeutique usuelle, les injections intra-utérines simples, les injections caustiques, le badigeonnage intra-utérin avec des
pinceaux chargés de topiques divers, peuvent dans les
cas ordinaires, dans les endométrites récentes amener la
guérison ; mais en général ces différents procédés de
traitement sont impuissants dans les endométrites invé-
térées. Les solutions liquides doivent être peu concentrées
si l'on ne veut pas courir le risque de produire des accidents qui peuvent être graves ; à un faible degré de con-
centration elles n'agissent que superficiellement. Le principal reproche que l'on peut adresser aux caustiques
solides, qui d'ailleurs peuvent être efficaces dans les cas
légers, c'est qu'ils n'atteignent pas tous les points de la
surface utérine et que par conséquent leur action est li-
mitée. En combinant le curettage avec une injection
liquide faite immédiatement après, on agit beaucoup plus
profondément sur la muqueuse et c'est d'ailleurs aujourd'hui le procédé presque universellement suivi. Toutes les variétés de caustiques liquides ont été employées
tour à tour. Hégar, après s'être servi successivement du
nitrate d'argent, de l'acide nitrique fumant, d'une solution
de perchlorure de fer, utilise ce dernier agent dans les cas
où les hémorrhagies sont abondantes ; quand il s'agit
d'une endométrite simple et de subinvolution utérine,

il emploie la teinture d'iode concentrée (1). Mais il insiste avec raison sur l'utilité de cette cautérisation consécutive. Snéguireff dans un traité des hémorrhagies utérines ne parle qu'en passant du raclage appliqué au traitement de l'endométrite fongueuse. Chaque fois qu'il pratique le curettage il injecte une solution de perchlorure de fer qu'il fait suivre d'un lavage intra-utérin à l'eau tiède. Il recommande de plus de répéter plusieurs fois ces cautérisations dans l'intervalle des règles et se sert alors d'un mélange de teinture d'iode et de glycérine au 1/4 (2). Ces injections secondaires pratiquées quelques jours après l'opération, surtout dans les cas où l'affection était ancienne donne les meilleurs résultats. On trouvera dans les observations que nous publions à la fin de notre thèse, plusieurs cas où ces injections ont été nécessaires et où elles ont été faites avec succès. Nous n'insisterons pas plus longuement sur l'utilité du curettage dans le traitement de l'endométrite, ayant eu déjà l'occasion dans un chapitre précédent d'examiner parmi les objections faites à cette opération celles qui tendent à la présenter comme inutile et même dangereuse. Nous nous contenterons de rappeler qu'une de nos observations entre autres a trait à l'histoire d'une jeune femme souffrant depuis près de cinq ans de pertes abondantes et qui fut guérie radicalement par le curettage utérin après avoir essayé successivement tous les différents procédés de traitement. La bibliographie médicale

(1) HÉGAR et KALTENBACH. *Gynécologie opératoire.* Traduction par le Dr P. Bar. Paris, 1885, p. 421.

(2) SNÉGUIREFF. *Etiologie, diagnostic, traitement des hémorrhagies utérines.* Édition française, rédigée par H. Varnier, p. 246.

contemporaine est d'ailleurs riche en observations iden-
tiques. Qu'il nous suffise de citer, outre les traités classi-
ques de Schrœder, d'Hégar et Kaltenbach, les mémoires
ou communications de Bergesio (1), deBrenneke (2), Hunter (3), Meyer (4), etc., enfin un travail important de Doléris publié en 1887, dans les nouvelles Archives d'obstétrique et de gynécologie et dans lequel cet auteur, tout
en recommandant spécialement un procédé qui lui est
spécial, l'écouvillonnage, n'insiste pas moins sur les bons
résultats qu'on obtient en agissant énergiquement sur
la muqueuse utérine.

Nous ne devons pas oublier de signaler que ce n'est pas
seulement dans l'endométrite simple que le curettage
trouve son application. A la suite d'accouchement et surtout d'avortement la rétention de débris placentaires de
fragments de membranes ou du placenta peut être le point
de départ d'accidents graves. L'emploi de la curette est
ici formellement indiqué. Le raclage de l'utérus en permettant d'amener au dehors les débris placentaires, en
s'opposant à la rétention des produits septiques met à
l'abri des accidents graves qui suivent si fréquemment
l'endométrite puerpérale. Récamier dans le mémoire que
nous avons déjà eu l'occasion de citer signale en passant
qu'après « la sortie de l'enfant on substitue avec avantage à la main une espèce de gorgeret à cul-de-sac pour
nettoyer l'utérus sans violence avec cet instrument inof-

(1) BERGESIO. *Répertoire universel.* Mars 1886.
(2) BRENNEKE. *Arch. f. gynækol.*, 1882.
(3) HUNTER. *Arch. de tocologie*, 1885.
(4) MEYER. *Centralblatt f. gyn.*, 1884.

fensif. » Bien qu'il ne s'agisse pas dans ce cas de curettage pratiqué expressément pour s'opposer à des accidents d'infection puerpérale il ne nous a pas moins paru intéressant de montrer que cet auteur avait songé aux services que pouvait rendre post partum la curette et le curettage. Mais c'est surtout après un avortement que ce mode de traitement trouve une indication formelle. A l'étranger, Mundé (1); en France, Doléris dans son mémoire sur le traitement de l'avortement ont l'occasion d'en démontrer l'utilité et nous croyons aussi être autorisé à affirmer que dans l'endométrite puerpérale infectieuse ou non comme dans l'endométrite simple le curettage utérin trouve une de ses plus utiles et une de ses plus efficaces applications.

III. — Curettage destructeur.

Dans les pages précédentes nous avons considéré successivement le curettage au point de vue des services qu'il peut rendre dans un diagnostic difficile et au point de vue de son action dans le traitement de l'endométrite. Ce chapitre sera consacré aux indications qui le recommandent dans les cas où il s'agit d'abraser non seulement la muqueuse utérine mais encore une partie plus ou moins étendue et plus ou moins profonde des parois de l'organe. Nous aurions pu en ne tenant compte que des résultats obtenus dans la grande majorité des cas, qualifier cette troisième variété de curettage, palliatif, mais nous avons surtout en vue le but poursuivi et ce but est

(1) MUNDÉ. *Centralblatt f. Gyn.*, 1878.

la destruction la plus complète possible du tissu utérin
en voie de dégénérescence cancéreuse. C'est en effet surtout dans les cas d'épithélioma de l'utérus que la curette
est appelée à rendre de grands services, lorsque toute ten-
tative d'opération radicale paraît devoir être écartée. Le
cancer du corps en est particulièrement justiciable ; car
dans les cas de carcinome du col on peut recourir quand
le vagin n'est pas envahi, à des méthodes opératoires qui
donnent de si beaux résultats, sans être beaucoup plus
dangereuses. Toutefois même dans ces circonstances
lorsqu'après un examen attentif on croit ne pas pouvoir
enlever complètement tous les tissus pathologiques les
indications de curettage apparaissent formellement. En
détruisant les fongosités cancéreuses on supprime en effet
pour un temps plus ou moins long l'écoulement fétide et
les hémorrhagies. C'est dans ces cas que selon Schrœder
l'opération rend de précieux services à la malade. « Les
hémorrhagies cessent, l'atmosphère empestée qui enve-
loppait la malade se dissipe, l'appétit renaît, la femme
revient à la vie, elle reprend peu à peu des forces et l'en-
tourage de la patiente auquel on n'avait cependant laissé
aucune illusion ne peut se refuser à croire à une guérison
complète jusqu'au moment ou une aggravation nouvelle
vient ôter toute espérance » (1). Le curettage doit être suivi
d'une cautérisation au fer rouge dans le but d'arrêter
l'hémorrhagie souvent fort abondante et de compléter
l'œuvre de la curette. Schrœder que nous venons de citer
est très partisan de cette opération. « Avec cet instru-

(1) SchrœDER. *Loc. cit.*, p. 323.

ment ajoute-t-il, on enlève aisément en les raclant les productions cellulaires molles du carcinome tandis que la curette ne pénètre pas dans les tissus normaux ; on peut être à peu près certain qu'il y a du cancer partout ou les tissus se laissent facilement détacher et on peut ainsi poursuivre ce néoplasme jusque dans ses derniers retranchements » (1). Mundé n'a eu qu'à se louer également ment de cette méthode (2). Martin ne se contente pas de racler le néoplasme, il réunit aussi complètement que possible les surfaces avivées (3), mais tous poursuivent le même but la destruction la plus complète possible des fongosités lorsqu'il est interdit de pratiquer avec chances de succès une opération plus radicale.

Ce que nous venons de dire des indications du curettage dans les cas de cancer du col, s'applique en grande partie au cancer du corps. On nous permettra d'emprunter à Hegar quelques lignes qui résument parfaitement l'opinion que nous soutenons. « Nous avons observé, dit cet auteur, bien des femmes atteintes de cancer limité à la muqueuse utérine, notamment à celle du corps, pouvoir pendant de nombreuses années avoir une existence supportable après le curage répété de l'utérus. C'est là un résultat excellent surtout si on songe aux grands dangers que comportent l'extirpation totale ou l'amputation supra-vaginale. Il n'est pas impossible d'obtenir une guérison radicale quand on opère dès le début d'un carcinome

(1) SCHRŒDER. *Maladies des organes gén. de la femme*, traduction française. Paris, 1886.

(2) *Amer. J. of obstetr.*, V, p. 303.

(3) D'après VON RABENAU. *Berliner Klin. Woch.*, 1883, n° 13.

glandulaire ou d'un sarcome limité à la muqueuse » (1).
Dans le chapitre que nous consacrons à l'étude des
contre-indications nous examinerons les réserves qu'il
convient de faire, mais nous tenons à signaler ici une nouvelle indication qui résulte de la rétention des liquides
fétides et de la distension des parois utérines. On trouvera dans nos observations le cas d'une femme chez
laquelle des végétations néoplasiques avaient obstrué
l'orifice du col ; le raclage des fongosités exubérantes dé-
termina avec l'écoulement d'une abondante quantité de
liquide extrêmement fétide une grande amélioration dans
·l'état général. Dans des cas moins graves le curettage en
détruisant les fongosités cancéreuses, exerce l'influence
la plus favorable sur les accès de coliques douloureuses
qui tourmentent si souvent les malades et qui sont dues
à la même cause, de plus l'écoulement diminue et perd
presque complètement sa fétidité.

Nous signalerons en passant un procédé opératoire qui
met presque complètement à l'abri, pendant le curettage,
de l'hémorrhagie parfois si abondante déterminée par
l'abrasion des végétations cancéreuses du col utérin. Ce
procédé consiste à placer une ligature temporaire sur l'artère utérine. Le col de l'utérus saisi avec une pince est dirigé
à gauche quand on place la ligature au fond du cul-de-
sac droit, à droite quand on place la ligature dans le cul-
de-sac gauche. L'éloignement momentané du col permet
de traverser le cul-de-sac avec une aiguille courbe armée
d'un fort fil de soie, la pointe de l'aiguille ressort dans le
même cul-de-sac après avoir traversé la base du ligament

(1) HEGAR et KALTENBACH. *Loc. cit.*, p. 418.

large à une certaine hauteur et un nœud provisoire en-
serrant fortement l'artère utérine, suffit pour arrêter
le cours du sang et permettre d'opérer presque à sec. On
retire le fil après avoir abrasé et cautérisé la cavité cervicale; mais on doit avoir soin d'éloigner toujours cette
ligature du col à une distance d'environ un centimètre,
pour éviter de blesser les uretères dont on connaît les
rapports avec la partie inférieure de l'utérus. Nous ne
saurions trop recommander d'avoir toujours recours à
cette ligature qui supprime presque absolument sinon
entièrement l'hémorrhagie.

Nous ajouterons enfin, qu'outre ces indications formelles
existant dans les cas de cancer de l'utérus, Hégar voit
encore une indication à l'emploi de la curette lorsque la
muqueuse utérine est le siège de végétations diffuses
« essentiellement constituées par un tissu glandulaire de
nouvelle formation ». Il désigne cette variété de végétations sous le nom d'adénome, et conseille dans ce cas de
« racler à fond avec la curette ou la cuiller tranchante
tout l'intérieur de la cavité utérine ». Lorsque ces végétations sont riches en « tisssu glandulaire » il fait suivre
le curettage d'une cautérisation à la teinture d'iode.

En résumé, dans le cancer du col ayant envahi les culs-
de-sac, on est autorisé à pratiquer le curettage en le faisant suivre de cautérisations. Dans le cancer du corps,
alors que l'utérus est augmenté de volume, que les ligaments larges ne sont plus intacts, que l'extraction par la
voie vaginale est impossible, nous croyons qu'il est préférable de s'en tenir au traitement palliatif sans courir
les risques que comporte l'opération de Freund : l'hystérectomie abdominale.

TECHNIQUE DU CURETTAGE

Anesthésie. — En présence d'une intervention que de nombreux auteurs considèrent comme bénigne, mais que d'autres traitent de véritable opération chirurgicale, la question de l'anesthésie se pose tout d'abord. Cette anesthésie est-elle utile, nécessaire ou indispensable ? Comme nous devions nous y attendre, les chirurgiens sont divisés en deux camps. Les uns, avec Schrœder, la préconisent fortement, d'autres se ralliant à l'opinion d'Hégar pensent que dans la plupart des cas elle est en général inutile. « Le raclage, dit Schrœder, produit en général des douleurs tellement vives qu'on fait bien, chez les personnes qui n'ont pas une énergie spéciale de volonté, d'administrer le chloroforme. » On voit que cet auteur tient compte de l'élément douleur. A-t-il eu affaire à une série de cas où les malades étaient particulièrement hyperesthésiques, ou bien le « curettage » qu'il pratique est-il poussé plus loin que le grattage adopté par les autres chirurgiens ? Nous l'ignorons. Hégar professe une opinion contraire. « La douleur, dit ce dernier auteur, est généralement peu marquée, aussi ne faut-il employer l'anesthésie que dans les cas très compliqués ou bien chez les femmes très sensibles. » Nous devons l'avouer, les femmes sur lesquelles nous avons vu pratiquer le « curettage » à l'hôpital de

Lourcine rentrent dans cette dernière catégorie. Aussi, bien que l'application de l'hystéromètre au moment de leur entrée dans le service ait été en général peu douloureuse, presque toutes nos malades ont désiré être endormies. D'ailleurs l'anesthésie présente certains avantages. Chez un grand nombre de femmes l'examen complet des culs-de-sac et surtout la palpation bimanuelle n'est possible qu'à la condition d'avoir supprimé toute contraction musculaire même involontaire, et particulièrement d'avoir fait disparaître la rigidité des parois abdominales.

L'anesthésie a été obtenue à l'aide du chloroforme, poussée aussi peu loin que possible et jamais nous n'avons eu d'accidents à signaler.

Dilatation du col. — Une autre question doit être également résolue, celle de la dilatation du col utérin. Pratiquée presque toujours par Hégar qui aurait obtenu ainsi d'excellents résultats, M. Pozzi l'a abandonnée à la suite des plaintes de quelques malades chez lesquelles cette dilatation préliminaire était douloureuse. Aussi parmi nos observations, on peut en trouver six où la dilatation est signalée, les autres malades ont été opérées directement et, chez toutes, l'introduction directe de la curette n'a pas été notoirement difficile.

Parmi les six malades dilatées, quatre avaient vu leur métrite débuter peu de temps après un accouchement. Chez elles la dilatation a été très facile. Dans les deux derniers cas on a eu à lutter contre des difficultés provenant, dans l'un d'une hypertrophie de la portion susvaginale du col, dans le second, de la résistance qu'offrait

à se laisser dilater un utérus nullipare. Dans les six cas
signalés ci-dessus, on a employé des tiges de laminaire
graduellement croissantes, plongées dans une solution
d'éther saturée d'iodoforme.

Il existe d'autres moyens de dilatation préconisés par
différents auteurs, c'est ainsi que M. Terrillon (1) engage
les médecins à se servir de petits tampons de gaze iodoformée employés déjà par Vuillet, et rejette absolument
les éponges préparées et les tiges de laminaire. Nous
citerons également la gentiane et la tige de tupelo dont
l'emploi n'offre aucun avantage particulier. Tous ces
procédés d'ailleurs rentrent dans l'étude de la dilatation
lente à laquelle nous ne pouvons consacrer un chapitre
particulier et que nous considérons seulement comme
préliminaire du curettage utérin.

Quant à la dilatation rapide au moyen d'instruments
à branches fermées pendant l'introduction et ensuite
écartées l'une de l'autre, nous ne ferons que la signaler
en passant. On a rarement besoin d'y avoir recours de
préférence à la dilatation lente, et dans ces cas le
dilatateur à deux branches d'Ellinger est employé avec
succès. On peut d'ailleurs employer tout autre dilatateur.

D'une façon générale la dilatation est inutile. Dans les
cas de métrite qui relèvent du traitement par le curettage,
le col est en général dilaté ou suffisamment dilatable
pour permettre l'introduction de la curette. Si le dia-

(1) TERRILLON. Clinique chirurgicale de la Salpêtrière sur le curage
de l'utérus, in *Bulletin médical*, 1887, page 108.

mètre de la cavité cervicale n'est pas suffisant, l'introduction préalable de quelques bougies de Hégar supprime rapidement et aisément l'obstacle, et il est le plus souvent inutile de placer une laminaire la veille de l'opération. Ajoutons, en passant, que l'utérus dilaté revient facilement sur lui-même et que très peu de temps après on est obligé d'avoir recours à une nouvelle dilatation.

Précautions antiseptiques préliminaires. — Bien que les bienfaits de l'antisepsie ne soient plus aujourd'hui discutables, nous ne craindrons pas d'ajouter que dans toute opération même bénigne, pratiquée sur l'utérus, on doit, plus que jamais, prendre toutes les précautions nécessaires.

Absolument comme après l'accouchement, il existe après le curettage, une plaie utérine qui emprunte au voisinage du vagin une gravité particulière.

En effet, la cavité vaginale constitue un milieu extrêmement favorable au développement des microbes pathogènes ; la désinfection préalable des culs-de-sac, s'impose donc absolument quand on pratique sur l'utérus une opération sanglante. La veille de l'opération, on devra faire donner à la femme une injection chaude de sublimé au 1/1000 ou au 1/2000. Cette injection sera renouvelée quelques minutes avant l'opération, mais on aura recours à une petite manœuvre particulière. On ne doit pas se borner à introduire simplement la canule de l'irrigateur, suivant le modus faciendi usuel des injections vaginales. Il faut en même temps introduire l'index dans le vagin, nettoyer avec soin les culs-de-sac, « gargariser » pour ainsi

dire le vagin, suivant l'expression de M. Pozzi, et c'est à
cette condition seule que l'on pourra être certain de pratiquer le curettage sans avoir à redouter une infection
post-opératoire.

Les poils du pubis et des grandes lèvres doivent être
soigneusement rasés. Toute la vulve, le périnée et l'anus
doivent être également lavés avec une solution de sublimé
Un tampon de gaze iodoformée séjourne dans le vagin
jusqu'au dernier moment.

Instruments. — Quels que soient les instruments
employés, ils doivent être soigneusement désinfectés. A
ce point de vue, les instruments métalliques présentent
un grand avantage sur les écouvillons ou sur les tiges
entourées de ouate qu'emploient certains chirurgiens
quand ils ont affaire à une muqueuse très molle.

Les instruments métalliques sont nombreux ; on aura
le choix entre un grand nombre de modèles. D'une façon
générale, on emploie principalement deux types : les curettes tranchantes et les curettes à bords mousses. Parmi
les curettes métalliques nous citerons la curette de Récamier, la curette fenêtrée d'Hégar, enfin la curette à
double hélice de Terrillon, consistant en une tige autour
de laquelle est enroulée en hélice une double lame cou-
pante. Notre maître M. Pozzi se sert habituellement, et
de préférence, d'une curette à bords demi-mousses, faisant corps avec une tige métallique servant de manche.
Cette tige métallique est terminée à l'autre extrémité
par une curette semblable, mais de diamètre un peu dif-

férent. C'est au fond, la curette de Récamier, un peu modifiée par Roux.

Le choix de la curette n'est pas absolument indifférent. Si la muqueuse est molle, épaisse, tomenteuse et facile à déchirer, on peut employer l'instrument de Simon, anneau en acier légèrement coupant du côté de son bord interne et monté sur un manche. Si, au contraire, on a affaire à une muqueuse résistante, à des fongosités difficiles à détacher, la curette à bords tranchants trouve ici son emploi. Mais, dans presque tous les cas, la curette employée habituellement à l'hôpital de Lourcine-Pascal suffit parfaitement : le degré de force plus ou moins grand, déployé par le chirurgien étant en rapport avec la résistance de la muqueuse.

En employant cette curette demi-mousse, on arrive donc à supprimer, sauf dans quelques cas, les curettes tranchantes qui peuvent être dangereuses lorsque les parois de l'utérus sont très friables. Nous n'avons pas à rappeler ici les cas de perforation de l'utérus et les critiques adressées jadis à Récamier. La curette de Roux présente peut-être quelques inconvénients ; on est obligé avec cet instrument de déployer une force plus grande qu'avec la curette tranchante ; par contre, elle ne mord pas sur le tissu utérin, elle est suffisante pour enlever les parties fongueuses et l'on se rend facilement compte de la force à employer.

Quels que soient les instruments dont on se sert, disions-nous plus haut, ils doivent être parfaitement aseptiques. Les curettes après avoir été flambées sur une lampe à alcool, doivent séjourner dans une solution phéniquée et

n'en sont retirées qu'au moment de l'opération. On a
conseillé également de les plonger dans l'éther iodoformé
quelques moments avant de les introduire dans l'utérus.
Ces précautions ont une importance capitale.

Manuel opératoire. — Bien que Hégar (1) indique la
position latérale comme pouvant être donnée à la femme
chez laquelle on pratique le curettage, on place généralement celle-ci dans la position dorso-sacrée. Les cuisses
sont fortement fléchies sur l'abdomen, les jambes fortement fléchies sur les cuisses. Deux aides, placés de chaque côté tiennent sous leur aisselle le membre ainsi replié.
Cette position, qui fait en quelque sorte saillir le périnée,
a l'avantage de permettre aux aides de disposer ainsi de
leurs deux mains et de pouvoir aider facilement l'opé-
rateur.

Ce dernier qui a déjà dû s'assurer de la parfaite inté-
grité des annexes et de la direction de l'axe de l'utérus,
peut alors aisément procéder au curettage. Un aide
abaisse la commissure postérieure de la vulve, en dépri-
mant en même temps la paroi vaginale, au moyen d'un
spéculum univalve de Simon ou de Martin. Une valve
supérieure en relevant la paroi opposée permet de saisir
facilement l'utérus avec une pince de Museux ou de
Braün, et de l'attirer à la vulve. La pince fixatrice rem-
place alors dans la main de l'aide la valve supérieure
devenue inutile et qui est retirée. L'utérus est ainsi soli-
dement fixé par la pince appliquée sur la lèvre antérieure

(1) HÉGAR et KALTENBACH. *Traité de gynécologie opératoire*,
traduit par le Dr Bar. Paris, 1885, p. 419.

du col, assez loin du bord libre, pour que, dans les cas
où ce col est friable, il ne puisse pas céder sous la trac-
tion. La pince est relevée à angle droit, maintenue par
la main d'un aide qui prend un point d'appui sur le pubis. La même main peut aussi fixer en même temps la
canule mince et allongée servant à l'irrigation continue
et qui est perpendiculairement dirigée sur l'orifice du col.
Pendant toute l'opération, dont la durée est d'ailleurs
très courte, le col utérin attiré à la vulve est ainsi baigné
par une solution phéniquée à 25/1000 qui l'isole en quelque sorte de l'air extérieur.

La curette est alors introduite et dirigée vers le fond
de l'organe. On gratte successivement les deux faces, puis
les bords, les angles et le fond de la cavité, en procédant
toujours du fond de l'utérus vers le col. A plusieurs reprises on ramène l'instrument en dehors et on le débar-
rasse des fongosités qu'il contient en le trempant dans
un vase rempli d'une solution phéniquée faible. Une partie de ces fongosités sont d'ailleurs entraînées par le courant d'eau phéniquée qui coule continuellement sur le
col. Les parties extraites doivent être immédiatement
immergées dans l'alcool, lorsqu'on désire reconnaître
leur nature au microscope, dans le cas où l'on pratique
le *curettage explorateur*.

Le curettage terminé une sonde à double courant est
immédiatement introduite dans l'utérus qu'on lave avec
une solution phéniquée à 1/100. Les débris de muqueuse
et le sang sont ainsi entraînés au dehors sans qu'il y ait
à craindre vu le facile écoulement du liquide le passage
de celui-ci dans les trompes.

La cavité utérine étant bien débarrassée des parcelles de muqueuse et des fongosités détachées, on introduit alors une petite seringue en gutta-percha, munie d'une tige longue et mince, et l'on fait une injection intra-utérine avec une solution de perchlorure de fer à 30°. La seringue de Braün, en gutta-percha, est celle dont on se sert à l'hôpital de Lourcine. La canule est percée d'orifices disposés de telle sorte que le jet de liquide est dirigé de haut en bas, du fond de la matrice vers le col. Deux ou trois centimètres cubes suffisent pour la cautérisation. On doit se hâter de laver de nouveau la cavité utérine avec la sonde à double courant qui entraîne l'excès de perchlorure de fer, les parois utérines revenant rapidement sur elles-mêmes et permettant quelquefois difficilement l'introduction de cette sonde.

Les pinces qui servaient à fixer l'utérus sont ensuite retirées, et après un dernier lavage du vagin, un tampon de gaze iodoformée est simplement placé au fond de ce dernier. On peut de plus recouvrir la vulve d'une compresse de gaze trempée dans une solution de sublimé et recouverte de gutta-percha ou de toile imperméable.

En général, la durée d'une opération faite sans difficultés spéciales varie entre trois et cinq minutes.

Telle est en quelques lignes la technique du *curettage modificateur* pratiqué pour obtenir la guérison de la métrite hémorrhagique. C'est d'ailleurs, comme nous l'avons signalé plus haut, surtout dans ces cas que le curettage est utile, et c'est principalement dans le traitement de l'endométrite que l'on obtient des résultats excellents. Le manuel opératoire est le même, qu'il s'agisse d'aller extraire une parcelle de muqueuse ou de fongosité pour les soumettre à l'examen microscopique, ou que le *curettage destructeur* du cancer de l'utérus soit suivi d'une cautérisation au fer rouge. Les mêmes précautions antiseptiques préliminaires et consécutives doivent être soigneusement observées, quel que soit le but, que l'on poursuive en pratiquant le curettage.

Soins consécutifs. — Bien que les suites de l'opération soient en général bénignes, la malade doit garder le lit et ne se lever que le dizième ou le douzième jour. Pendant quelque temps elle évitera les marches prolongées, les fatigues, en un mot tout effort qui puisse retentir sur l'utérus. Le tampon de gaze iodoformée est retiré le troisième jour et remplacé par un nouveau tampon semblable, après avoir nettoyé le vagin au moyen d'une injection tiède de sublimé à 1/4000 suivie d'un lavage avec une solution phéniquée à 1/100. Ce pansement est continué jusqu'au jour où la malade se lève. Des injections tièdes et antiseptiques doivent être continuées un peu plus longtemps. Il est quelquefois utile, surtout dans les cas de métrite hémorrhagique invétérée, de faire les jours suivants des injections intra-utérines complémentaires d'iode ou de perchlorure de fer, en ayant soin de laisser un intervalle de 48 heures entre chaque injection. Il faut avoir soin de laver soigneusement après, la cavité utérine et le vagin, et de placer, comme après le curettage, un tampon de gaze iodoformée, au fond de ce dernier, immédiatement sur le col.

SUITES OPÉRATOIRES

Les suites opératoires sont bénignes. Nous n'avons jamais observé de complications graves chez les malades traitées à l'hôpital de Lourcine et nous croyons pouvoir affirmer que si l'on opère avec toutes les précautions antiseptiques et après s'être assuré soigneusement de l'état des annexes, le curettage ne présentera jamais la gravité que lui reprochaient jadis avec tant de force, Arau, Becquerel et Michon.

Que le curettage ait été pratiqué pour reconnaître la nature de fongosités utérines, pour modifier l'état de la muqueuse ou même pour abraser une partie des parois de l'organe, les phénomènes consécutifs sont à peu près les mêmes. Nous les étudierons successivement en signalant chemin faisant les particularités inhérentes à chaque variété de curettage.

En général l'opération n'est pas suivie de fortes douleurs. Ces douleurs, lorsqu'elles existent, sont peu vives ; elles présentent plutôt le caractère de tension, de pesanteur avec irradiations lombaires. Comme on peut s'y attendre, c'est surtout chez les femmes nerveuses qu'on les observe et même dans ce cas elles disparaissent rapidement. Quelquefois les malades se plaignent de tranchées, de coliques qui peuvent persister pendant plusieurs jours, mais sans jamais revêtir un caractère grave. Dans tous les cas, ces douleurs et ces coliques ne sont jamais plus vives qu'avant l'opération. On ne saurait donc accuser le curettage de les avoir produites et le lavage intra-utérin qui suit la cautérisation au perchlorure de fer et entraîne l'excès de caustique met à l'abri du reproche d'avoir laissé séjourner au fond de l'organe une petite quantité de liquide irritant.

Lorsqu'on s'est contenté de pratiquer le curettage explorateur, il est très rare que les malades se plaignent de souffrir. On n'a produit en effet le plus souvent qu'un léger traumatisme et la plupart du temps les femmes ne s'aperçoivent pas pour ainsi dire de la petite opération qu'elles ont subie.

Il est encore plus exceptionnel d'observer une élévation de température les jours qui suivent le curettage. Les précautions antiseptiques sur lesquelles nous avons tant insisté mettent en effet à l'abri de la pénétration des microbes dans la cavité utérine, danger auquel on se soustrait par la stérilisation de la curette et les lavages antiseptiques.

Une seule fois nous avons pu constater chez une de nos malades un léger état fébrile à la contre-visite du soir, mais nous le rattachons à l'imprudence qu'avait commise cette femme en se levant malgré la défense faite, dès le lendemain de l'opération. Dans ce cas d'ailleurs la température redevenait normale, dès le jour suivant et la guérison survint sans complications comme chez les autres malades.

Pendant l'opération l'écoulement de sang est peu

abondant, et dans l'immense majorité des cas les hémorrhagies même profuses sont arrêtées par le curettage. Il n'est pas rare d'observer des cas où les pertes de sang s'étaient produites à intervalles très rapprochés pendant la période qui avait précédé le grattage et de voir disparaître cette cause d'affaiblissement immédiatement après que la malade était reportée dans son lit. Et cette suppression des métrorrhagies n'a rien qui doive étonner puisqu'on supprime en quelque sorte leur cause en détruisant les fongosités et les bourgeons vasculaires existant dans la cavité utérine. De plus la contraction des parois de l'utérus sous l'influence de l'irritation produite par l'action de l'instrument et de l'injection caustique ou modificatrice qui suit, joue probablement un grand rôle. On se rappelle en effet, que nous avons signalé en décrivant le manuel opératoire, cette contraction de l'utérus qui rend souvent difficile l'introduction de la sonde à double courant, immédiatement après l'injection modificatrice de perchlorure de fer. Quoi qu'il en soit la suppression presque immédiate des hémorrhagies est la règle et ce phénomène est intéressant à constater.

Un écoulement de liquide épais, plus ou moins visqueux et filant se produit dans les jours qui suivent le grattage. On peut l'attribuer à l'élimination de cellules mortifiées de la muqueuse et à une légère transsudation séreuse. Cet écoulement qui peut persister quelque temps disparaît en général au bout d'une semaine en devenant peu à peu moins abondant et incolore. Dans les cas d'endométrite invétérée où il est nécessaire d'avoir recours après le curettage à des injections modificatrices répétées tous les deux jours la durée de cet écoulement est un peu plus longue mais il ne tarde pas à disparaître dans le délai ordinaire aussitôt que l'on cesse ces injections.

Quant aux complications signalées du côté des annexes et consécutives au curettage, nous ne les avons jamais rencontrées. Nous pensons d'ailleurs que lorsqu'un état pathologique des annexes n'existait pas auparavant, on ne doit attribuer les inflammations péri-utérines consécutives, qu'à une imprudence opératoire ou surtout à une négligence coupable dans l'observation des précautions antiseptiques.

CONTRE-INDICATIONS

Nous devons étudier séparément les contre-indications
du curettage modificateur et du curettage destructeur.
Quant au curettage explorateur, ses contre-indications
sont absolument les mêmes que celles du curettage modificateur, et tout ce que nous allons dire de ce dernier
doit lui être appliqué sous réserve.

Nous ajouterons seulement que même chez les femmes
où il n'existe rien de pathologique du côté des annexes de
l'utérus, on doit s'abstenir soigneusement de pratiquer le
curettage pendant la période menstruelle. Nous n'avons
pas besoin d'insister sur les inconvénients que présente-
rait un curettage fait dans ces conditions, et nous considérons non seulement la période menstruelle propre-
ment dite, mais encore les jours qui précèdent ou qui
suivent immédiatement l'apparition des règles, comme
contre-indiquant formellement le curettage explorateur.

I. — Curettage modificateur.

Les contre-indications du curettage modificateur sont
les lésions des annexes de l'utérus, et les inflammations
du péritoine et du petit bassin.

Les premières sont des contre-indications formelles.
Nous allons d'ailleurs y revenir.

Les inflammations du péritoine peuvent être aiguës ou chroniques. Nous ne croyons pas devoir insister sur les inflammations aiguës du péritoine comme contre-indiquant le curettage.

Il ne viendrait à l'esprit d'aucun médecin de pratiquer le curettage de l'utérus chez une femme atteinte de pelvi-péritonite aiguë, quelle qu'en soit la cause.

Il n'en est plus de même, si une pelvi-péritonite ancienne a fixé l'utérus dans une position vicieuse, dans une rétroflexion très prononcée par exemple, comme on l'observe le plus fréquemment.

Alors deux cas peuvent se présenter : ou bien on peut extemporanément corriger la déviation avec le doigt, introduit soit dans le vagin, soit dans le rectum, et dans ces conditions l'opération est facile et sans danger ; ou bien, il est impossible de corriger la déviation, et alors on s'expose à perforer l'utérus.

Cependant, une déviation légère d'un utérus bien dilaté n'est pas une contre-indication, si l'on a soin de manœuvrer la curette avec précaution.

Les inflammations des annexes, au contraire, et nous l'avons déjà dit, constituent une contre-indication formelle. On doit soigneusement s'abstenir de manœuvres chirurgicales quelconques dans un utérus, si les annexes ovaires, trompes, ligaments larges, ne sont pas parfaitement sains.

C'est qu'en effet tous les gynécologistes ont vu des accidents quelquefois mortels succéder dans certains cas à une opération aussi bénigne en apparence que le cathétérisme pratiqué avec la sonde utérine.

Mais ce sont surtout les affections des trompes, les salpingites, et en particulier les salpingites suppurées, qui contre-indiquent l'opération.

La rupture de la poche, suivie de l'épanchement de son contenu dans la cavité du péritoine, et de péritonite rapidement mortelle a été la conséquence grave d'opérations pratiquées dans de semblables conditions.

A quelle cause doit-on rattacher cette rupture de la trompe.

Nous ne saurions le dire exactement. Ce qui nous paraît le plus vraisemblable, c'est que la rupture est due à une contraction énergique des fibres musculaires de l'organe, sous l'influence de l'excitation que produit la curette en raclant le tissu utérin.

Quoi qu'il en soit de l'explication, le fait n'en est pas moins indiscutable.

Donc, dans les cas où il existe une inflammation des annexes, la contre-indication est formelle, que l'inflammation soit aiguë ou qu'elle soit chronique.

Les inflammations péri et para-utérine présentent en effet dans leur évolution des périodes successives d'exacerbation et de calme.

Les symptômes inflammatoires peuvent disparaître presque complètement; la femme semble guérie; puis, tout à coup, sous une influence quelconque, l'inflammation se réveille, et tous les symptômes réapparaissent.

Il ne faut pas s'y laisser prendre et croire à cette guérison apparente. Si les symptômes d'inflammation localisée font défaut, on trouvera toujours en examinant la malade, en pratiquant avec soin l'examen bi-manuel, et au besoin en administrant le chloroforme — la chose en vaut la peine — on trouvera aisément, et généralement même à un simple examen, une tumeur péri-utérine, et on ne pratiquera pas le curettage.

Nous pouvons ajouter que, non seulement il ne faut pas faire le curettage d'un utérus dont les annexes sont malades, parce que c'est dangereux, mais encore que dans ces conditions le curettage serait absolument inutile.

On ne doit d'ailleurs pas oublier que les altérations de la muqueuse utérine, dans bien des cas, sont symptomatiques de l'état des annexes de l'utérus. Le catarrhe utérin, les hémorrhagies cessent dès que la lésion première (salpingite, phlegmon péri-utérin) est guérie. Bien plus le col lui-même peut participer à ces altérations. Sa forme dans certains de ces cas, est elle-même modifiée, et devient pour ainsi dire presque pathognomonique d'une inflammation para-utérine.

II. — Curettage destructeur.

Les contre-indications du curettage destructeur sont peu nombreuses.

L'état général de la malade doit évidemment être pris en grande considération, mais il est rare qu'à lui seul il constitue une contre-indication formelle. L'ablation des fongosités cancéreuses, à l'aide de la curette, ne se pratique en effet que lorsque d'autres opérations plus radicales, telles que l'hystérectomie abdominale, l'amputation du col, etc., doivent être rejetées pour une raison quelconque, et presque toujours dans ces cas, la malade est déjà

cachectique. Bien plus, chez une malade profondément
anémiée par des hémorrhagies antérieures dues à l'ulcération du néoplasme, le curettage, en supprimant les
hémorrhagies, soustrait la femme dans une certaine
mesure à cette cause si grave d'affaiblissement.

Dans un cas particulier que nous avons observé dans
le service de notre maître M. le Dr Pozzi, et auquel nous
avons déjà fait allusion plus haut, on se trouvait en présence d'une femme atteinte de cancer ulcéré du corps de
l'utérus. Des végétations cancéreuses obstruaient complètement la cavité du col, au niveau de l'orifice interne,
et s'opposaient à l'écoulement des liquides sécrétés au
niveau de l'ulcération.

Ces liquides, retenus dans la cavité de l'utérus, disten-
daient cet organe, et étaient en partie résorbés. L'état
général de la malade était devenu très grave. L'ablation
des fongosités suivie de cautérisations au fer rouge, ré-
tablirent la cavité du col, permirent aux liquides putri-
des de s'écouler facilement, et la malade, dont l'état était
en quelque sorte désespéré, est actuellement vivante, et
aussi bien portante que possible.

Nous pourrions multiplier ces exemples, mais le fait
que nous venons de citer, suffit pour montrer que l'état
général constitue rarement une contre-indication opératoire.

Au contraire, dans le cas où le cancer a envahi aussi
le vagin, nous croyons qu'il est préférable de s'abstenir,
que d'exposer la malade à une fistule recto ou vésico-va-
ginale. C'est également l'avis de Schrœder : « Si les végétations cancéreuses, dit-il, ont déjà envahi les parois

de la vessie, ou s'il y a danger que la curette détruise les uretères ou pénètre dans la cavité abdominale, on fera mieux de s'abstenir de toute intervention opératoire » (1).

Dans le cancer *primitif* du corps de l'utérus il est difficile d'être renseigné sur l'état des parois, et sur le degré d'envahissement de celles-ci par le néoplasme. On nous opposera donc sans doute qu'on opère un peu à l aveugle, profondément, et dans un organe qui peut n'être séparé de la cavité abdominale que par une très faible épaisseur de tissus. Nous reconnaissons la valeur de cette objection, et c'est en effet dans de semblables conditions que des chirurgiens ont pu perforer l'utérus ; cela se conçoit aisément. Nous recommanderons donc dans ces cas, la plus grande prudence, sans vouloir y reconnaître cependant une contre-indication absolue, car si l'opération est pratiquée à une date rapprochée du début on peut espérer enlever toutes les parties malades ou au moins combattre efficacement un des phénomènes les plus graves: l'hémorrhagie utérine. Nous avons d'ailleurs examiné ce point en traitant des indications du curettage, et l'on a pu voir quels sont dans certains cas les arguments qui plaident en faveur d'une intervention.

(1) CARL SCHRŒDER. *Maladies des organes génitaux de la femme*, Traduction française. Paris, 1886, p. 325.

OBSERVATIONS

OBSERVATION I (PERSONNELLE)

Métrite hémorrhagique datant de 5 mois. — Curettage.
— Guérison.

Eugénie J... âgée de 28 ans, couturière, entre le 9 avril 1887 à l'hôpital de Lourcine, salle Van Swieten, lit n° 2, pour être soignée d'une métrite et d'une vaginite.

Cette malade a toujours joui d'une bonne santé pendant son enfance et sa jeunesse jusqu'à l'âge de 17 ans 1/2. Elle a été menstruée à 12 ans 1/2 sans que la première menstruation fût accompagnée de douleurs ou de troubles de la santé générale. Ses règles ont été depuis lors absolument régulières, médiocrement abondantes, non douloureuses.

Déflorée à 17 ans 1/2, cette malade a constaté depuis lors une légère irrégularité dans l'apparition de ses règles ; trois mois après elle devient enceinte et accouche le 15 août 1886. L'accouchement a été normal, il n'a pas été suivi d'accidents du côté de l'utérus. Les règles reparaissent deux mois après sans que la malade éprouve aucune souffrance et leur régularité est absolue.

En février 1887, la malade contracte une blennorrhagie et quand elle se présente à l'hôpital un mois plus tard, on constate qu'elle est atteinte à la fois de vaginite et de métrite cervicale. L'écoulement est assez abondant. Elle se plaint de n'avoir pas vu ses règles depuis six semaines bien qu'elle ait perdu une petite quantité de sang quelques jours avant son entrée à l'hôpital. En même temps elle éprouve une douleur vague mais assez intense dans la région lombaire avec quelques irradiations du côté des cuisses.

Sous l'influence du traitement (lavages fréquemment répétés avec solution de sublimé, poudre d'alun, tampons glycérinés) l'écoulement vaginal devient moins abondant. On s'aperçoit en retirant les tampons que ces derniers sont quelquefois teintés de sang. Au bout de trois semaines de séjour à l'hôpital les règles reviennent et sont tellement abondantes que la malade se sent de plus en plus épuisée et qu'on est obligé d'avoir recours à deux injections sous-cutanées d'ergotine par jour. En même temps que se produit cette hémorrhagie la malade accuse des douleurs vives, continuelles et lancinantes dans la région des reins et des flancs. Des cataplasmes laudanisés appliqués toutes les nuits sur l'abdomen soulagent beaucoup la malade, d'ailleurs très faible et très anémiée. Aussitôt qu'elle se lève et tente de marcher, l'hémorrhagie augmente et les douleurs lombaires deviennent plus vives.

Cette hémorrhagie s'arrêta pendant quelques jours après les injections d'ergotine, mais ne tarda pas à reparaître accompagnée des mêmes symptômes. Elle était à son maximum au moment de l'opération et le matin même du jour ou eut lieu le grattage la malade avait perdu très abondamment. Quelques caillots s'étaient formés pendant la nuit dans le vagin et les douleurs lombaires avaient pris un caractère d'acuité très grand.

Le curettage de l'utérus eut lieu le 18 juillet 1887 suivant le manuel opératoire ordinaire. Nous noterons seulement qu'on s'est servi de la curette à bords mousses. Une grande quantité de fongosités furent extraites de la cavité utérine. La perte de sang fut minime pendant l'opération et la malade encore sous l'influence du chloroforme fut reportée dans son lit après qu'on eut placé dans le vagin un tampon de gaze iodoformée. Suivant la pratique usitée à l'hôpital de Lourcine on plaça en outre sur la vulve une compresse de gaze imbibée de solution de sublimé et recouverte de taffetas gommé absolument comme après un accouchement.

18 juillet. L'après-midi la malade se plaint de quelques douleurs abdominales d'ailleurs peu intenses. La compresse appliquée sur la vulve n'est pas teinte de sang. On pratique le cathétérisme à six heures du soir. Température normale.

Le 19. Rien à signaler. Pas de douleurs.

Le 20. Le tampon d'iodoforme est retiré. Il est imbibé de sang. Température toujours normale.

Le 21. Quelques pertes blanches. L'hémorrhagie est absolument arrêtée.

Le 22. La malade se sent très bien et demande à se lever.

Le 23. La malade se lève pour la première fois. Au spéculum le col paraît volumineux et violacé ; du museau de tanche s'écoule un liquide filant blanc jaunâtre. L'état général est excellent. Depuis lors les hémorrhagies ont complètement disparu. La température axilliaire s'est toujours maintenue entre 37° et 37,6. La malade quitte l'hôpital le 16 septembre 1887.

OBSERVATION II (PERSONNELLE)

Métrite datant de 4 mois. — Métrorrhagies. — Curettage.
— Guérison.

Léonie M..., âgée de 23 ans, domestique, entre le 16 avril 1887, à l'hôpital de Lourcine, salle Van Swieten, lit n° 3, pour une blennorrhagie et une vaginite.

Réglée pour la première fois à 14 ans elle a toujours eu une menstruation irrégulière, et surtout des retards fréquents dans l'apparition des menstrues. Il s'est écoulé souvent des périodes de six semaines entre deux époques.

Déflorée à l'âge de 15 ans, ses règles ont comme auparavant été depuis lors très irrégulières et très peu abondantes ; elles duraient au plus deux jours. Au commencement d'avril 1887, la malade contracte une blennorrhagie et une vaginite dont elle vient se faire traiter à l'hôpital de Lourcine. A cette époque le col de l'utérus était gros, rouge, et laissait échapper un mucus filant jaunâtre. La malade présentait d'ailleurs d'autres symptômes permettant d'affirmer la présence d'une métrite.

Pendant les six semaines qui suivirent son entrée à l'hôpital les règles ne parurent pas, puis au commencement de juillet une hémorrhagie abondante accompagnée de douleurs violentes apparaît à l'époque habituelle de la période menstruelle. Cette métrorrhagie dure 10 jours et anémie considérablement la malade qui souffre en même temps de violentes douleurs à la région lombaire. Ces douleurs persistent jusqu'à l'opération. Quelques jours après la malade perd de nouveau du sang en très grande abondance et constate la présente de nombreux caillots. Les douleurs lombaires et abdominales sont très intenses, exaspérées par la marche et même par la station debout. La malade est faible et a perdu presque-complètement l'appétit et le sommeil.

26 juillet. L'hémorrhagie s'étant arrêtée trois jours auparavant on procède au grattage de l'utérus.

Rien de particulier à signaler. Anesthésie par le chloroforme ; emploi de la curette mousse.

Les fongosités extraites sont assez abondantes.

La malade se lève cinq jours après l'opération.

8 août. L'hémorrhagie n'a pas reparu : les douleurs lombaires et abdominales ont cessé. L'état général est redevenu bon. A aucun moment la température axillaire ne s'est élevée au-dessus de 37,8.

La malade quitte l'hôpital complètement guérie.

OBSERVATION III (PERSONNELLE)

Métrite hémorrhagique. — Curettage. — Guérison.

Lucie G..., âgée de 31 ans, ménagère, entre, le 7 août 1887, à l'hôpital Pascal, pour être soignée d'une métrite.

Cette malade a été réglée pour la première fois à 18 ans. Ses règles ont toujours été irréguiières et duraient en moyenne trois jours. Plusieurs fois sans cause appréciable elles ont été suspendues pendant trois mois.

Mariée à 19 ans, elle accouche 18 mois après d'un enfant à terme. Les suites de couches ont été bonnes et elle a pu se lever au bout de 17 jours sans accidents du côté de l'utérus ou de ses annexes. Un léger œdème de la grande lèvre droite se serait cependant manifesté quelques jours après l'accouchement mais aurait très rapidement disparu.

Les règles reparaissent deux mois environ après l'accouchement mais redeviennent irrégulières. A chaque époque menstruelle, la malade se plaint de ressentir quelques douleurs dans la fosse iliaque droite. Nous devons noter que le jour de son entrée à l'hôpital cette malade a été soigneusement examinée et qu'on n'a rien constaté d'anormal dans cette région.

Il y a un an, elle s'aperçoit qu'elle « perd en blanc »; consulte à cette époque, et nous apprend qu'on a diagnostiqué « un catarrhe de la matrice ».

24 mai. Ses règles apparaissent à l'époque normale sans qu'il y ait eu retard ou suppression les mois précédents. Cette fois la perte de sang est très abondante, la malade perd des caillots. Cette hémorrhagie s'arrête au bout de quelques jours et il ne se produit rien d'anormal jusqu'au 14 juillet. A cette date et d'après la malade, sous l'influence de fatigues, elle perd du 14 au 18 une assez grande quantité de sang. Le 18, la métrorrhagie cesse pendant deux jours, puis reparaît et persiste pendant une semaine. Depuis lors, elle a continué à perdre par intervalles et elle se décide à entrer à l'hôpital le 7 août.

L'examen au spéculum permet de constater que le col est un peu rouge et légèrement augmenté de volume. Il est dur au toucher et l'orifice n'est pas dilaté; il admet a peine la curette mousse introduite pour le grattage.

Cette opération a lieu le 8 août, suivant le manuel opératoire ordinaire et après anesthésie par le chloroforme. On retire au

moyen de la curette mousse une petite quantité de fongosités.
Rien de particulier à noter.

La malade quitte l'hôpital un mois environ après l'opération.
Pendant la période qui s'est écoulée entre le curettage et sa
sortie, la malade perd une assez grande quantité de liquide
filant. Au moment de son départ, elle est complètement guérie.

Observation IV

(Recueillie dans le service par notre collègue Lamotte.)

*Métrite hémorrhagique datant de 4 ans. — Curettage. —
Cautérisations répétées. — Guérison.*

Pauline B..., 20 ans, modiste. Réglée à 14 ans. Bien réglée
jusqu'en 1883. Pas d'enfants, pas de fausses couches.

Au mois d'octobre 1883, cette malade entre à la Charité avec
une métrorrhagie qui dure pendant trois mois et demi, sans
interruption.

Elle sort de la Charité au mois de juin 1884. Au mois de
novembre 1884 entre à Lariboisière.

Nouvelle métrorrhagie qui dure pendant trois mois, jusqu'à
la fin de janvier 1885.

En 1885. Affection aiguë du petit bassin, qui force la malade
à garder le lit pendant assez longtemps. (Il s'agissait sans
doute d'une paramétrite qui a laissé un peu d'induration du cul-
de-sac latéral droit.)

En 1886. La malade a perdu pendant six mois presque tous
les jours.

En 1887. Nouvelle métrorrhagie qui dure sans interruption
du 8 au 30 janvier.

La malade entre à l'hôpital le 18 mars, ayant encore des
hémorrhagies.

L'utérus est en antéversion ; son volume est normal ; il est mobile ; mesure à l'hystéromètre 6 cent. 1/2. Le col est un peu mou ; orifice circulaire d'utérus vierge. Les culs-de-sac sont libres, sauf le cul-de-sac latéral droit qui est un peu induré.

La malade est très anémiée; n'a plus d'appétit; elle est amaigrie. Pas de symptômes de tuberculose pulmonaire.

En résumé : métrorrhagies abondantes, qui se produisent depuis cinq ans, durent des mois entiers, alternent avec des pertes blanches, et s'accompagnent de douleurs dans les régions hypogastriques avec irradiations dans les cuisses et les lombes.

Cette malade entre à l'hôpital Pascal, salle A, lit n° 10, le 18 mars 1887.

Dilatation préalable de la cavité utérine, Curettage sans chloroforme le 25 mars.

Cautérisations avec la teinture d'iode les 31 mars, 3, 5, 7 avril.

Le 9. La malade sort de l'hôpital. Elle n'a pas encore été réglée.

Nous avons revu la malade. Elle a été réglée le 20 mai, deux mois après l'opération.

Les règles ont duré quatre jours. Elle n'a plus de pertes, ni en rouge, ni en blanc. Depuis lors, la menstruation est normale ; l'état général très bon, et la malade a repris ses occupations habituelles sans souffrir, de nouveau, du côté de l'utérus.

OBSERVATION V

(Recueillie dans le service par notre collègue Lamotte.)

*Métrite hémorrhagique post abortum datant de trois ans. —
Dilatation préalable du col. — Curettage. — Cautérisations
répétées. — Guérison.*

V. H..., 22 ans, domestique. Accouchée au mois de décembre 1884. Se lève et travaille dix jours après son accouchement.

Elle n'était qu'au huitième mois de sa grossesse. Elle a avorté sous l'influence de la syphilis.

Elle est prise peu après de douleurs dans le ventre qui s'ir-radient dans les lombes. Les règles durent 8, 10 jours, puis la malade perd constamment en rouge.

Il lui est impossible de dire, encore aujourd'hui, quand elle doit être réglée.

Pendant deux ans, elle reste dans cet état, durant trois semaines par mois environ.

Depuis onze mois les douleurs sont plus aiguës et la métror-rhagie continue depuis deux mois.

Elle entre à l'hôpital Pascal le 25 mars.

L'utérus est en antéversion, très douloureux; il est augmenté de volume. Mesure à l'hystéromètre 7 cent.

Le col qui regarde en arrière est déchiré à gauche; mou, entr'ouvert, très douloureux.

Dilatation de la cavité utérine.

Curettage le 1er avril.

Cautérisations à la teinture d'iode les 5, 8, 11, 14, 19, 22 avril.

Nous avons vu la malade le 30 mai. Elle n'a plus d'hémor-hagie, mais encore un peu de métrite du col.

OBSERVATION VI (PERSONNELLE)

Métrite datant de 12 mois. — Curettage. — Guérison.

L... Ernestine, âgée de 25 ans, cuisinière, entre à l'hôpital pour des pertes blanches, accompagnées de douleurs de ventre et des reins.

Réglée à 14 ans, très irrégulièrement. L'écoulement mens-truel durait huit jours et était très abondant. Déflorée à 19 ans. Rapports très fréquents, il y a deux ans. Elle est devenue enceinte au mois de mai 1886, et a accouché le 27 décembre 1886, à la Maternité. L'accouchement a été très laborieux et a néces-sité l'application du forceps. L'enfant était mort-né.

En février 1887, elle contracte la syphilis. Les règles repa-

raissent au mois d'août 1887 et cessent jusqu'au mois de décembre de la même année. Depuis son accouchement elle perd
beaucoup en blanc et a des douleurs très vives qui nécessitent
son entrée à l'hôpital.

L'examen avant le curettage montre que : les culs-de-sac sont
libres, le col est très volumineux avec ectropion de la muqueuse.
Suintement d'un liquide visqueux, jaunâtre, très abondant.
L'utérus est très mobile, de volume normal, il n'y a pas de déviation de son axe.

Opérée le 22 décembre 1887. Curettage de l'utérus avec la
curette mousse, sans dilatation préalable. Mode opératoire ordinaire. Injection de perchlorure de fer. Lavages phéniqués. Pansement à la gaze iodoformée. La malade a été endormie par le
chloroforme.

Deux jours après l'opération on retire le tampon iodoformé.
Amas de mucosités qui continuent à s'écouler les jours suivants.
Elles sont cependant moins abondantes qu'avant le curettage
mais les douleurs ont peu diminué.

L'utérus est mobile, les culs-de-sac libres, la profondeur de
la cavité utérine = 5 cent. 1/2.

Les règles sont revenues vers le 14 janvier et ont duré 8 jours
consécutivement. Elles ont été un peu douloureuses.

L'état général est d'ailleurs assez bon. La malade est encore
en traitement à l'hôpital de Lourcine. Les phénomènes douloureux dans l'intervalle des périodes menstruelles ont presque
complètement disparu. Sauf pendant la période cataméniale la
malade se considère comme guérie.

OBSERVATION VII (PERSONNELLE)

Métrite hémorrhagique post abortum. — Curettage. — Guérison.

Anna K..., âgée de 28 ans, journalière, entre le 30 juin 1887
à l'hôpital de Lourcine, salle Fracastor, lit n° 30.

Cette malade présente des antécédents héréditaires tuberculeux, elle-même est de constitution chétive et il existe aux
sommets des deux poumons des signes évidents de tuberculose
au 2e degré.

Réglée pour la première fois à 11 ans 1/2, les règles sont
restées irrégulières jusqu'après sa défloration qui eut lieu à
18 ans. Depuis lors les règles ont apparu régulièrement tous
les mois et duraient une semaine, tandis que de 11 à 18 ans
elles duraient 15 jours et forçaient la malade à garder le lit.
Elles ont toujours été très abondantes et fréquemment le sang
renfermait de nombreux caillots.

Depuis l'âge de 18 ans la malade a fait fréquemment des excès
de coït, et d'une façon générale a des rapports sexuels très
souvent. Elle a eu cinq enfants et quatre fausses couches ; deux
de cinq mois, les autres de deux ou trois mois.

Entre ses deux dernières grossesses elle a perdu du sang
raconte-t-elle pendant six mois presque sans interruption. Cette
hémorrhagie n'aurait cessé qu'à l'époque où elle est devenue de
nouveau enceinte. Un mois et demi avant son entrée à l'hôpital,
elle fait une fausse couche et depuis lors elle perd continuellement « en rouge ». Elle accuse en outre des douleurs lombaires
assez violentes.

Au spéculum, le col paraît gros, il est entr'ouvert et admet
presque l'extrémité de l'index. Il existe un léger degré d'ectropion de la muqueuse. On voit sourdre de l'orifice externe un
liquide sanguinolent.

1er août. Après chloroformisation, on pratique le grattage
de l'utérus. Très nombreuses fongosités. Rien de particulier à
noter pendant l'opération.

Le 2. Pas d'émorrhagie, les douleurs abdominales et lombaires ont disparu.

Température : matin, 37°,2 ; soir, 37°,3.

Le 3. Température toujours normale.

Le 4. Inappétence, signes d'embarras gastrique, langue
saburrale, constipation depuis 2 jours. Le toucher vaginal ne

révèle rien de particulier, le ventre n'est ni tendu ni douloureux. Rien d'anormal du côté des culs-de-sac. Le soir la température s'élève à 39°,2.

Le 5. Température, le matin : 38°,8. Toujours rien du côté de l'utérus ou des annexes. Les signes d'embarras gastrique persistent. La malade est purgée.

Les 6 et 7. La température reste toujours un peu élevée, mais l'état général est meilleur.

Le 8. Température : le matin, 37°,8. Depuis lors nous n'avons plus rien de particulier à noter. Les métrorrhagies ont complètement cessé. La malade sort le 15 septembre.

OBSERVATION VIII (PERSONNELLE)

Métrite hémorrhagique post partum. — Curettage. — Guérison.

Julia G..., âgée de 25 ans, domestique, entre le 15 février 1887, à l'hôpital de Lourcine, salle Van Swieten, lit n° 29, pour une métrite.

Cette malade n'est pas très régulièrement réglée ; les périodes menstruelles ont une durée moyenne de 10 à 12 jours. Il y a 4 ans, un accouchement a été suivi de pertes rouges abondantes qui se sont reproduites à plusieurs reprises depuis cette époque. Son état s'est aggravé principalement depuis 6 mois. Elle perd perd presque continuellement et accuse en même temps des douleurs vives, lancinantes du côté des reins et dans la région abdominale, principalement du côté droit.

Pendant les périodes menstruelles la marche est absolument impossible et la malade doit garder le lit. Même la station debout est douloureuse et éveille de fortes douleurs lombaires. L'état général est mauvais. La malade est faible et anémiée, l'appétit est diminué, le sommeil est fréquemment interrompu.

Le 15 mars 1887, la malade est endormie par le chloroforme et le curage de l'utérus est pratiqué. Les fongosités extraites

_— 62 —_

au moyen de la curette mousse sont assez abondantes. Une
injection intra-utérine de perchlorure de fer suit immédiatement le curage. Un tampon de gaze iodoformée est placée dans
le vagin.

La métrorrhagie cesse immédiatement après l'opération et
les forces reviennent peu à peu chez la malade qui garde le lit
20 jours. Elle quitte l'hôpital un mois après l'opération.

Cette malade s'est présentée de nouveau à l'hôpital de Lourcine, le 26 juillet 1887, pour être guérie de végétations recou-
vrant les grandes lèvres. L'examen au spéculum nous permet
de constater que le col est gros, rosé, que l'orifice externe est
légèrement dilaté et entouré d'une aréole un peu plus foncée
que le reste du museau de tanche. L'utérus est d'ailleurs parfaitement mobile, un peu dévié à gauche, il n'y a rien d'anormal
du côté des culs-de-sac.

Depuis sa sortie de l'hôpital, la menstruation est régulière,
les règles ont une durée de cinq jours et ne sont accompagnées
d'aucune souffrance. Quelquefois à la suite de fatigues, la
malade éprouve dans la région lombaire, des douleurs sourdes,
peu intenses, ayant plutôt un caractère de courbature. L'état
général est excellent.

La malade quitte l'hôpital quelques jours plus tard en parfaite
santé.

Observation IX

(Recueillie dans le service par notre collègue Lamotte.)

Métrite hémorrhagique. — Curettage. — Guérison.

B. B... domestique. Accouchée le 21 décembre 1886. Au mois
de décembre de la même année, la malade est prise de métrorrhagies peu abondantes, mais qui se reproduisent presque tous
les jours. Dans l'intervalle des métrorrhagies, elle perd abondamment en blanc; en même temps elle a des douleurs qui

prennent naissance dans le petit bassin, et s'irradient dans les cuisses et dans les reins.

Cet état se continue jusqu'au mois de mars, époque à laquelle la malade entre à l'hôpital Pascal.

L'utérus, très douloureux, est en rétroflexion. Il est augmenté de volume. Mesure à l'hystéromètre 7 cent. 1/2.

Le col est profondément déchiré à droite et à gauche.

Les culs-de-sac sont libres, sauf l'inférieur, dans lequel l'uté rus est renversé et immobile.

Dilatation de la cavité utérine, avec des tiges de laminaires.

Curettage sous le chloroforme le 23 mars. Cautérisation avec la teinture d'iode, le 31 mars, les 3, 5, 11, 15 et 22 avril.

24 avril. La malade a ses règles qui lui durent 3 jours.

31 mai. Nous avons revu la malade, qui a été réglée encore une fois. Ses règles ont duré 4 jours. Dans l'intervalle de ses règles, elle n'a plus d'hémorrhagie; encore un peu de métrite du col.

OBSERVATION X

(Recueillie dans le service par notre collègue Lamotte.)

Métrite hémorrhagique. — Dilatation préalable du col. — Curettage. — Guérison.

B. C..., 22 ans, domestique. Accouchée le 15 janvier 1887. Cinq semaines après son accouchement, métrorrhagie abondante, qui se continue jusqu'à son entrée à l'hôpital le 18 mars.

L'utérus est en antéversion; douloureux, augmenté de volume. Mesure à l'hystéromètre 7 cent. 1/2.

Le col est gros, très sensible à la pression; il est mou, entr'ouvert; la première phalange de l'index pénètre facilement dans sa cavité.

Cette femme est pâle, profondément anémiée, et présente,

à la base du poumon gauche, des signes de dilatation des bronches.

Dilatation de la cavité utérine.

Curettage de l'utérus le 21 mars.

Cautérisations à la teinture d'iode, les 24, 27, 29 mars, 1er et 3 avril.

Le 20. Elle passe dans un service de médecine.

Nous avons revu la malade le 30 mai. Elle a été réglée depuis son opération. Ses règles ont duré 2 jours.

Elle n'a plus de métrorrhagie.

OBSERVATION XI

(Recueillie dans le service par notre collègue Lamotte.)

Métrite hémorrhagique datant de 2 ans. — Dilatation préalable. — Curettage. — Guérison.

C. F..., 46 ans, cuisinière. Il y a 2 ans, au mois de décembre 1885, cette femme, sans cause appréciable, a une métrorrhagie qui dure pendant 18 jours.

Au mois de janvier, seconde métrorrhagie qui dure du 1er janvier au 13 février, et pour laquelle la malade est soignée à l'Hôtel-Dieu. Depuis cette époque, pertes rouges presque incessantes durant 8 à 10 jours, alternant avec des pertes blanches.

Au toucher, absence du col, qui a été amputé quelques années auparavant. L'orifice de l'utérus est très bas. Il y a une hypertrophie de la portion sus-vaginale du col, qui porte la longueur de l'utérus à 9 cent. 1/2.

Dilatation de la cavité utérine.

Curettage le 15 avril.

Cautérisations avec la teinture d'iode le 19, 21, 23, 25 avril.

La malade quitte l'hôpital le 2 mai.

Elle n'a pas été réglée. Nous ne l'avons pas revue.

OBSERVATION XII

(Recueillie dans le service par notre collègue Lamotte.)

Métrite hémorrhagique. — Curettage. — Guérison.

Jeanne G..., 24 ans, femme de chambre, hôpital Pascal, salle A.

Père et mère morts tuberculeux.

Il y a deux ans, accouchement long et difficile qui nécessite une application de forceps. Quinze jours après l'accouchement, hémorrhagie abondante. Seconde hémorrhagie trois semaines après. Depuis cette époque les règles durent 8, 10 jours, et sont très abondantes.

Depuis 7 mois, la malade perd constamment et beaucoup; elle ne sait plus quand elle doit être réglée.

Les métrorrhagies s'accompagnent de douleurs aiguës dans le ventre, douleurs qui s'irradient dans les cuisses et dans les reins.

L'utérus est douloureux, augmenté de volume, en rétroflexion; mesure à l'hystéromètre 7 cent. 1/2.

Le col, très fortement déchiré à gauche, est mou et entr'ouvert.

Dilatation de la cavité utérine au moyen de laminaires.

Curettage le 15 mars, suivant le manuel opératoire ordinaire.

Cautérisations avec la teinture d'iode les 20, 22, 25, 28 mars.

Réglée le 18 avril. Les règles durent 4 jours.

Elle sort de l'hôpital le 30 avril.

Nous avons revu la malade ces jours derniers. Elle se porte très bien; elle n'a pas eu de pertes depuis sa sortie, en dehors des règles.

D.   5

Observation XIII (Personnelle)

Métrite hémorrhagique. — Curettage. — Guérison.

B... Marie, âgée de 28 ans, peaussière, entre le 12 juillet 1887 à l'hôpital de Lourcine, salle A, lit n° 3, pour des « pertes rouges » abondantes et des « malaises généraux ».

Réglée à 13 ans pour la première fois, ses règles sont généralement régulières, assez abondantes et durent en moyenne 7 jours. Elle a eu deux grossesses, la première en 1884, la seconde en 1886. Les deux accouchements n'ont rien présenté de particulier, les suites de couches ont été normales ; dans les deux cas les règles ont reparu deux mois après l'accouchement.

Au mois d'août 1886, quatre mois après son second accouchement, les règles se sont supprimées brusquement ; puis au mois d'octobre la malade pérd « en rouge » pendant trois semaines, assez abondamment, elle dit n'avoir rendu ni caillots, ni membranes. Depuis cette époque jusqu'au 22 février les règles n'ont pas paru. Le 22 février, perte très abondante de sang liquide, sans caillots. Au bout de 4 jours, l'hémorrhagie s'arrête, la malade peut se lever et recommence à travailler. Au mois de mars 1887, les règles reparaissent comme d'habitude, elles sont normales comme durée et quantité de sang perdu. Au mois d'avril, elles durent quatre jours seulement, sont moins abondantes et accompagnées de pertes blanches. Pour la première fois douleurs lombaires bien localisées et sans irradiations ; ces douleurs disparaissent bientôt et n'ont pas reparu. La malade ne sait à quelle cause rattacher les irrégularités menstruelles et les hémorrhagies, elle n'accuse pas d'excès de coït, mais elle est, dit-elle, obligée de travailler debout onze heures par jour.

Le 5 juin une nouvelle perte de sang se produit et persiste sans interruption jusqu'au 12 juillet. Elle se décide alors à entrer à l'hôpital.

Pendant ce dernier laps de temps la malade a perdu de nombreux caillots; elle est faible, anémiée, se plaint de vertiges et de céphalalgie. Sous l'influence du repos au lit l'hémorrhagie diminue, mais le 21 juillet, date de l'opération, la malade perdait encore un peu.

21 juillet. Grattage avec la curette mousse. Rien de particulier à noter. Les fongosités sont peu abondantes, l'hémorrhagie opératoire à peu près nulle. Le grattage est suivi d'une cautérisation au perchlorure de fer. La malade a été endormie par le chloroforme.

Le 22 et jours suivants. Métrorrhagie absolument arrêtée, pas de douleurs, pas de fièvre. La malade se lève le 5ᵉ jour et depuis lors a pu se promener dans la salle sans voir reparaitre les pertes. Un peu d'écoulement blanc jaunâtre tache son linge mais diminue rapidement et a presque complètement disparu le 5 août, date à laquelle la malade veut quitter l'hôpital. Examinée le matin, avant son départ, on constate que le col utérin est à peu près normal, mais qu'il existe un faible degré d'ectropion de la muqueuse cervicale. L'état général est excellent. Les règles n'ont pas encore reparu.

Le 5 août, la malade quitte l'hôpital.

OBSERVATION XIV (PERSONNELLE)

Métrite hémorrhagique. — Dilatation préalable du col. — Curettage. — Guérison.

Marie A..., âgée de 31 ans, domestique, entre le 21 juin 1887, à l'hôpital de Lourcine, salle A, lit nº 9.

Cette malade a été réglée pour la première fois à l'âge de 10 ans, et depuis lors jusqu'à l'apparition de la métrite pour laquelle elle se présente à l'hôpital, ses règles ont toujours été régulières. Elle a eu trois enfants; le dernier accouchement remonte à trois ans. Les suites de couches ont toujours été bonnes et elle n'a gardé le lit que deux semaines environ après chacun de ses accouchements. Placée ensuite comme nourrice elle restait environ un an sans rapports sexuels et ses règles reparaissent en général au bout de six semaines. Sa santé générale a toujours été excellente.

Il y a trois mois cette malade fait des excès de coït qu'elle interrompt à peine pendant ses règles. Ces dernières ne tardent pas à devenir très abondantes tout en restant régulières; chaque période menstruelle dure d'abord deux semaines et le mois qui a précédé son entrée à l'hôpital, la malade « perd en rouge » continuellement sauf pendant trois jours.

Elle est opérée le 8 juillet, la métrorrhagie ayant cessé depuis trois ou quatre jours. Manuel opératoire ordinaire. Nous noterons seulement que le col de l'utérus a été dilaté huit jours auparavant à l'aide de tiges de laminaires plongées dans un vase contenant de l'éther iodoformé. Cette dilatation a été douloureuse.

L'hémorrhagie cesse immédiatement après le grattage. Quatre jours après l'opération apparaissent des pertes blanches légèrement teintées en rouge. État général excellent, plus de douleurs lombaires ni de sensations de pesanteur dans l'abdomen.

La malade se lève le 9ᵉ jour. État général excellent. La température est toujours restée normale.

Observation XV

(Très obligeamment communiquée par M. le Dᴿ Pozzi.)

Métrite. — Antéversion. — Troubles gastriques. — Curettage.

Mᵐᵉ G..., 30 ans, a eu deux enfants, le dernier il y a 7 à 8 ans. Il y a 4 ans, sans cause appréciable, elle est atteinte de crampes d'estomac, de perte d'appétit, d'affaiblissement. Tous ces phénomènes coïncident avec l'apparition d'un écoulement leucorrhéique.

On constate l'existence d'une métrite qui est traitée par la cautérisation avec l'acide nitrique et le nitrate d'argent. En décembre 1886 le D'Boris (de Montauban) pratique un curettage non suivi d'injection, cette opération amène une légère amélioration qui d'ailleurs ne fut que temporaire.

Depuis 18 mois en présence de l'état de la malade on a été obligé de recourir au gavage. L'intolérance gastrique était extrême et les aliments même liquides et introduits au moyen du tube œsophagien étaient bientôt rejetés par vomissements.

État actuel : pertes constantes, visqueuses et abondantes obligeant la malade à se garnir, quelques pertes sanguinolentes; état général mauvais. Anorexie, maigreur, teint jaune paille.

L'utérus est très fortement en antéversion. Le col est gros mais non ulcéré.

Le 2 août 1887 avec l'aide du D'Boris il est procédé au curettage suivi d'une injection au perchlorure de fer. On extrait de nombreux fragments ramollis de la muqueuse.

Après avoir redressé l'utérus au moyen de l'hystéromètre on applique un pessaire qui est laissé 11 jours en place.

On cesse le gavage, l'appétit étant revenu dès le surlendemain sans vomissements. Aucune réaction; quelques douleurs de ventre.

L'écoulement leucorrhéique a diminué.

Le 12 apparaissent les règles; le 13 le pessaire est retiré et la malade quitte Paris après l'application d'une ceinture hypogastrique.

Il lui est recommandé de porter un pessaire lorsque ses règles auront cessé.

Depuis lors nous avons appris que la malade après une période de santé avait eu une rechute à la suite de fatigues exagérées.

OBSERVATION XVII

(Tirée du mémoire de Récamier. *Union médicale*, 1850, p. 266.)

Curettage de l'utérus. — Grossesse.

Une femme de 36 ans, ayant eu des enfants présentait un fongus implanté au fond de l'utérus, avec métrorrhagie continuelle.

Depuis 4 mois, décoloration, anémie, état béant de l'orifice utérin. L'ablation fut faite au fond de l'utérus sur le bout du doigt introduit avec un gorgeret. Aussitôt cessation immédiate de la métrorrhagie, rétablissement de la santé sous l'influence d'un régime convenable. Toute la surface interne de l'utérus était lisse, ses parois étaient souples et le fungus, mou, appendu à son fond se continuait avec le caillot sanguin qui se prolongeait jusque dans le vagin.

Peu de temps après, grossesse, et accouchement heureux. L'enfant qui est une demoiselle bien portante est âgée de 18 à 20 ans environ. Son médecin ordinaire est M. le Dr Masson de Kerloi, alors encore élève à l'Hôtel-Dieu. Le nom des autres m'a échappé.

OBSERVATION XVIII

(Empruntée à la Thèse de Rouyer, Paris, 1858.)

Curettage de l'utérus. — Grossesse.

Une femme qui avait été déjà soignée par Nélaton, malade depuis deux ans, ayant des règles abondantes d'une durée de 6 à 8 jours et dans l'intervalle des hémorrhagies. Un peu plus tard l'écoulement sanguin continuant, elle entre à Saint-Louis et à ce moment elle perdait continuellement depuis deux mois.

L'utérus est assez volumineux. Une abrasion de la muqueuse faite par Nélaton au moyen de la curette ramène une petite quantité de fongosités. Six jours après, cautérisations au nitrate d'argent. Les pertes cessent, mais les douleurs persistent dans la région lombaire et la fosse iliaque gauche : des vésicatoires volants pansés au chlorhydrate de morphine les font disparaître. Le malade sort guérie.

A la fin de 1872 elle devient enceinte, fait une fausse couche au 6ᵉ mois et elle retombe alors dans l'état précédent.

Elle entre chez Nélaton, nouveau curettage, les pertes cessent, mais une douleur vague persiste.

OBSERVATION XIX

(Empruntée à la Thèse de Rouyer. Paris, 1858.)

Curettage de l'utérus.— Grossesse.

Ambroisine S***, 49 ans, lingère, bonne constitution, entrée le 15 janvier 1853 dans le service de Nélaton. Elle a eu huit enfants. Après le dernier accouchement elle accuse une douleur dans l'abdomen et dans l'aine.

Le col de l'utérus est tuméfié. Déjà la malade éprouvait depuis 4 ans des douleurs vives et avait une ulcération du col. Celle-ci, traitée par la cautérisation guérit. Mais les symptômes persistèrent. Nélaton l'examina et reconnut la présence de fongosités utérines.

L'abrasion de la muqueuse est pratiquée avec la curette, on ramène au dehors des matières fongueuses, rosées, ayant une certaine analogie avec les bourgeons charnus de la surface des plaies.

Le jour qui suit l'opération, la malade éprouve un bien-être très grand. Auparavant elle était en proie à des souffrances

vives, qui l'obligeaient à garder constamment la position hori-
zontale.

Repos de quelques jours. Nouvelle introduction de la curette.
Extraction de nouvelles fongosités. Un troisième et un qua-
trième curettage n'amènent rien. Dès lors la malade est
guérie.

Les quatre années qui suivirent pas de douleurs, menstruation régulière. Au bout de ce temps la malade devient enceinte,
fait une fausse couche, à la suite de laquelle la maladie reparait
accompagnée des mêmes symptômesqu'avant l'opération.

Même traitement, de nouvelles fongosités sont retirées. La
malade sort guérie de l'hôpital où elle était entrée de nouveau
le 1ᵉʳ mars 1853.

OBSERVATION XX

(Très obligeamment communiquée par notre maître M. Pozzi.)

*Cancer primitif du corps de l'utérus. — Curettage et cauté-
risation intra-utérine au fer rouge.*

Mᵐᵉ X..., 60 ans, souffre depuis près d'un an d'un écoulement
fétide et sanguinolant, auquel sont venus se joindre, depuis
trois mois, des douleurs très intenses, dans les lombes et les
flancs. Ces névralgies lombaires survenaient, par accès, à des
heures régulières vers midi, et le soir vers 6 heures.

Les accès durent une heure environ et arrachent des cris à
la malade. Pas de fièvre. Un médecin des hôpitaux soigne la
malade pendant plusieurs mois pour une dilatation de l'estomac,
à laquelle il attribue les phénomènes douloureux, attachant peu
d'importance à l'écoulement vaginal. Un chirurgien a pratiqué
au mois de juillet un curettage de l'utérus, non suivi de cautérisations.

Tous les traitements étant restés sans résultats, la malade, après avoir essayé en vain le sulfate de quinine, l'aconit, se trouve enfin réduite à se pratiquer un nombre considérable d'injections de morphine. Elle est pâle, les jambes légèrement infiltrées et garde le lit. L'appétit n'a pas entièrement disparu.

Au mois d'octobre 1886, M. Pozzi est appelé, et il se trouve en présence du diagnostic de dilatation de l'estomac, névralgies symptomatiques, métrite occasionnée, peut-être par un corps fibreux.

Le premier examen, dans lequel il trouve un col ramolli mais intact, lui fait réclamer un second examen, plus complet, sous l'anesthésie pour asseoir plus complètement le diagnostic de la lésion utérine, qu'il croit prédominante.

La malade est endormie. Le col saisi avec une pince est abaissé : on procède à sa dilatation avec des bougies de Hégar.

L'index est ensuite introduit et promené dans l'utérus, et constate la présence de fongosités abondantes qui tapissent complètement sa cavité. Celle-ci est très agrandie. Sa profondeur est de 9 centimètres, et sa largeur est considérable. Le col est tout à fait intact quoique ramolli et enflammé. Diagnostic porté : cancer du col de l'utérus avec envahissement probable des ganglions pelviens, d'où, la compression des nerfs et la névralgie.

On propose comme traitement palliatif, d'enlever les fongosités avec la curette et de cautériser, au fer rouge, la surface interne de l'utérus. Cette opération est acceptée, et faite quinze jours après la première séance d'exploration, dont les suites avaient été absolument bénignes.

Anesthésie. Dilatation du col. Abrasion des fongosités avec de larges curettes tranchantes. Une grande quantité de matières mollasses, d'apparence encéphaloïde est enlevée ; larges irrigations de l'utérus et du col avec une solution de sublimé très chaude. Elles sont faites très rapidement et ne parviennent pas à arrêter l'hémorrhagie considérable qui se fait, pour ainsi dire, à plein canal, par le col dilaté de l'utérus. Mais immédiatement, trois cautères en roseau du volume du pouce, chauffés au rouge vif, sont plongés jusqu'au fond de l'utérus et promenés dans sa cavité. Chaque cautérisation est faite très vite et suivie aussitôt d'une injection antiseptique froide. En quelques instants, l'hémorrhagie est ainsi arrêtée, et un simple suintement persiste par l'orifice béant du col. Afin de s'opposer au retour de l'hémorrhagie, et anfin d'empêcher la stagnation dans la cavité utérine des liquides qui devaient suinter à la surface grattée et cautérisée, cette cavité est remplie de lanières de gaze iodoformée, enfoncées jusqu'au fond avec une longue pince, et tassées très modérément. Irrigations antiseptiques du vagin.

A la suite de cette opération, la température ne s'élève pas au-dessus de 38 degrés. Aucun phénomène fébrile prononcé. Pas de réaction péritonéale.

Une simple sérosité, à peine teintée de sang, s'écoule dans les deux premiers jours. On commence à retirer la gaze iodoformée le troisième jour et on achève de la retirer le cinquième. Irrigations intra-utérines, à partir de ce moment-là, matin et soir, avec une solution phéniquée à 10/1000.

Trois semaines après l'opération, le col est entièrement refermé. La malade ne perdait plus du tout. Elle avait repris des forces, de l'appétit et commençait à se lever.

On avait pu supprimer la morphine peu à peu, jusqu'à ne lui en donner qu'un centigramme par jour. Cette amélioration ne subsiste pas plus d'un mois et demi. Au bout de ce temps, les pertes utérines réapparaissent, et la malade se soumet à une seconde opération semblable.

A ce moment là on s'aperçoit de la présence, au devant du méat urinaire, au-dessus de la colonne antérieure du vagin, d'un noyau cancéreux légèrement ulcéré.

On applique le même procédé opératoire qu'auparavant, et le curettage est suivi de la même amélioration temporaire. Depuis lors, cette malade n'a pas été revue.

Observation XXI

(Très obligeamment communiquée par notre maître M. Pozzi.)

Cancer fongueux du col de l'utérus. — Curettage. — Ligature temporaire des artères utérines.

Mme X..., 35 ans, souffrant d'une hémorrhagie et de douleurs lombaires très intenses depuis six mois. Lorsqu'elle a été examinée par M. Pozzi, au mois de décembre dernier, elle jouissait d'une certaine apparence de santé, et ne se croyait pas malade. Au toucher, épithelioma du col utérin formé par un champignon de consistance ferme ayant envahi la partie supérieure de la lèvre antérieure de la totalité de la pointe jusqu'au cul-de-sac vaginal, qui est fortement entamé. Utérus immobile. Les ligaments larges, ne sont probablement pas intacts. On ne peut songer qu'à une opération palliative ayant pour but de tarir les hémorrhagies et de retarder l'évolution du mal.

Curettage à la fin de décembre. Anesthésie. Ligature préalable temporaire des artères utérines suivant le procédé de Schrœder-Martin. L'utérus abaissé, une forte aiguille courbe armée d'un fil de soie est enfoncée dans le cul-de-sac latéral à deux travers de doigt de l'utérus, en ayant soin de ne pas empiéter sur le cul-de-sac antérieur, région des uretères. Cette ligature est faite des deux côtés. Le nœud est serré fortement sur la muqueuse vaginale. On attaque alors le néoplasme avec la curette tranchante et on évide profondément de manière à creuser une cavité à la place où se trouvait le fongus. *Pas une goutte de sang* ne s'écoule, grâce à la ligature préventive. Trois fers rouges sont successivement éteints dans la cavité blanche et lardacée produite par l'évidement. Chaque application est suivie d'une irrigation froide. Suites très bénignes, pas de fièvre, quelques vomissements chloroformiques. L'hémorrhagie qui

existait quoique faible, avant l'opération a été complètement
arrêté. Écoulement leucorrhéique pendant les quelques jours où
se détachent les eschares. Irrigation au sublimé. Les règles ont
reparu à l'époque normale sans exagération. La malade est
revenue voir M. Pozzi, six semaines plus tard, n'ayant plus eu
qu'un très faible suintement liquide sans aucune hémorrhagie,
elle se plaint toujours de fortes douleurs lombaires, mais a
repris des forces et de l'appétit.

A l'examen, au toucher et au spéculum, on constate le retrait
et l'effacement considérable de la cavité opératoire transformée
en une petite cupule à bords et à fonds indurés. État général
très satisfaisant.

OBSERVATION XXII (PERSONNELLE)

Cancer du col de l'utérus. — Curettage.

G... Augustine, 47 ans, fruitière, entrée le 3 janvier 1888, à
l'hôpital Pascal, salle A, service de M. Pozzi.

Très bonne santé habituelle jusqu'à l'année 1886, a eu deux
enfants, le dernier à 28 ans. Règles toujours régulières. En
septembre 1886, la malade éprouve des douleurs lombaires, une
pesanteur abdominale, et se plaint de pertes blanches. Elle est
obligée de garder le lit pendant un mois à l'hôpital d'Angers.
Elle avait à cette époque des pertes de sang dont deux très
abondantes et qui se sont prolongées pendant trois mois sans
interruption. Le Dr Desaneaux pratique après anesthésie l'ablation d'un champignon du volume du pouce. La malade retourne
chez elle au mois de décembre 1886.

Depuis lors assez bonne santé, sauf des pertes blanches. Les
règles d'après ce que raconte la malade, reviennent bien régulièrement, mais sont peut-être un peu plus abondantes que de
coutume. Depuis le mois de septembre 1887, la malade est
presque continuellement dans le sang, sa santé s'altère, son

teint devient jaune, elle perd l'appétit. Elle se décide à entrer à l'hôpital le 3 janvier.

A cette époque existent tous les symptômes d'un épithélioma du col. Le 16 janvier curettage avec des curettes tranchantes, abrasion de végétations cancéreuses assez volumineuses, cautérisation au fer rouge. Depuis lors, la malade a perdu une sérosité teintée de sang, mais pas de sang ni de caillots comme auparavant. Son état général est meilleur, elle est d'ailleurs encore en traitement à l'hôpital Pascal.

OBSERVATION XXIII (PERSONNELLE)

Cancer du corps de l'utérus. — Rétention des liquides. — Phénomènes graves. — Curettage et cautérisation intra-utérine au fer rouge.

Louise A.., 59 ans, couturière, entrée le 1ᵉʳ janvier 1888, à l'hôpital Pascal, salle A, lit 5. Réglée à 16 ans. Menstruation régulière, 4 enfants, le dernier en 1862. Couches bonnes sauf la dernière qui est suivie d'hémorrhagies durant 4 jours et présentant une assez grande gravité.

Cependant elle se rétablit bien, les règles reviennent et restent normales. A 50 ans, ménopause, sans trouble de la santé. Il y a 2 ans elle commence à perdre en blanc, puis les pertes deviennent rosées et ressemblent à du jus de viande clair. Quelques pertes de sang, durant seulement 4 ou 5 heures, mais très considérables, affaiblissaient beaucoup la malade et la forçaient à garder le lit pendant plusieurs semaines. Elle va consulter un médecin qui la traite par des cautérisations tous les 2 jours pendant 8 mois.

Fréquemment la nuit, douleurs lombaires extrêmement intenses, amaigrissement, grande faiblesse.

En novembre 1886 la malade entre dans le service de Gallard, et y reste jusqu'au mois de février.

Dans le courant de novembre. Gallard pratique le grattage avec une curette et fait suivre ce premier curettage d'une cautérisation au thermo-cautère. La nuit qui suit le curettage, la malade perd du sang pendant une heure. On arrête cette métrorrhagie au moyen d'injections chaudes et de perchlorure de fer. Six semaines plus tard, cautérisations simples sans curettage. Depuis la première opération la malade ne perdait plus de sang.

Les pertes deviennent bientôt fétides, de couleur grisâtre et mêlées d'une petite quantité de sang. Il parait y avoir eu, dès cette époque, rétention utérine des liquides, car la malade signale ce fait, que ses pertes se produisaient subitement, en très grande abondance et suivaient justement une période de jours où elle avait très peu perdu. Cette évacuation soulageait toujours beaucoup la malade, et le mieux dans son état était d'autant plus apprécié que les jours précédents elle avait à se plaindre de malaise, d'anorexie, etc.

Tous ces phénomènes disparaissaient après l'évacuation.

Elle sort de l'Hôtel-Dieu en février 1887, et entre, le 21 du même mois, à l'hôpital Pascal, salle A, n° 5, service de M. Pozzi.

A ce moment l'examen au toucher et au spéculum révèle l'existence d'un cas type d'épithélioma du corps de l'utérus sur les symptômes duquel nous n'avons pas besoin d'insister. Le col est intact, seulement entr'ouvert et ramolli ; au spéculum on ne découvre aucune altération. Au moyen du cathétérisme, on reconnait la présence de fongosités intra-utérines appréciables ; la cavité est très agrandie. Le 2 mars, sans anesthésie, après dilatation du col avec les bougies de Hégar, on pratique un curettage des fongosités destiné à permettre le facile écoulement de liquides qui donnent lieu comme déjà précédemment à des phénomènes de rétention. Ce curettage est suivi de cautérisation au fer rouge plongé et promené largement dans la cavité utérine. L'amélioration qui suit l'opération est très sensible et la malade peut partir pour le Vésinet quatre semaines plus tard. Elle y reste un mois puis rentre chez elle jusqu'au mois d'août. A ce moment elle se décide à revenir à l'hôpital ; on lui fait tous les jours des injections intra-utérines sans curettage ni cautérisation. Elle retourne ensuite au Vésinet jusqu'au 15 septembre, et le 1er janvier reprend un lit à l'hôpital. Dans les premiers jours du mois, phénomènes graves de rétention intra-utérine ; la malade a de la fièvre, des frissons, un malaise très accentué, une anorexie absolue et même quelques vomissements, son état devient même grave. Le 12 janvier, nouveau curettage suivi de cautérisation. Rien de particulier à noter. Depuis cette époque la malade n'a plus eu de pertes ; mange avec appétit et peut même se lever. Elle perd toujours en blanc, ces pertes ne sont pas extrêmement fétides et d'ailleurs depuis quelques jours les injections vaginales sont faites avec la liqueur de Labarraque au 1/4. L'état général est très satisfaisant ; la malade est encore à l'hôpital Pascal.

CONCLUSIONS

Le curettage de l'utérus peut être explorateur, modificateur ou destructeur; chacune de ces variétés présente des indications spéciales.

L'anesthésie est utile sans être indispensable; la dilatation préalable du col utérin est le plus souvent inutile.

Les suites opératoires sont bénignes pourvu que les règles de l'antisepsie aient été strictement observées. Le curettage de l'utérus n'entraîne pas la stérilité.

Le curettage constitue par excellence le traitement curatif de l'endométrite invétérée.

Associé à la cautérisation ignée c'est un excellent moyen palliatif dans le cancer de l'utérus.

Il peut être considéré comme un moyen précieux de diagnostic dans les cas douteux d'affection maligne.

INDEX BIBLIOGRAPHIQUE

Récamier. — *Travail lu à l'Académie de médecine le 7 février 1843.* — *Annales de thérapeutique*, août 1846.

Robert. — *Bulletin de thérapeutique*, 1846, t. XXI, p. 344. *Des affections granul. ulcér. et carcin. du col de l'utérus.* Thèse de concours, 1848.

Récamier. — *Mémoire sur les productions fibreuses et les fongosités intra-utérines.* Union méd., 1er, 4, 6, 8 juin 1850.

Babu. — *Des granulations ou végétations de la muqueuse qui tapisse la cavité du corps de l'utérus. Traitement par l'abrasion et la cautérisation.* Thèse, Paris, 1850.

Juteau. — *De l'hémorrhagie utérine essentielle.* Thèse, Paris, 1850.

Robinet. — *Des fongosités utérines.* Thèse, Paris, 1853.

Nélaton. — Leçons cliniques, 1854. Pathologie chirurgicale, 1859.

Ferrier. — *Des fongosités utérines. Des kystes de la muqueuse du corps de la matrice et des polypes fibreux de l'utérus.* Thèse, Paris, 1854.

Richard (Ad.). — *Bulletin de la Société de chirurgie*, séance du 26 janvier 1855.

Aran. — *Leçons cliniques sur les maladies de l'utérus*, recueillies par le Dr Gauchet. Paris, 1858-60, p. 472.

Rouyer. — *Étude clinique sur les fongosités de la muqueuse utérine, et sur leur traitement par l'abrasion et la cautérisation.*

Nonat. — *Traité des maladies de l'utérus et de ses annexes.* Paris, 1860.

West. — *Leçons sur les maladies des femmes*, 1870.

Simon. — *Beitrage zur Geb. und. Gyn.*, Bd. I, p. 17, 1873.

Spiegelberg. — *Arch. für Gyn.*, 1872.

Gaillard Thomas. — Lehrbuch, 1874, p. 609.

Olshausen. — *Arch. für. Gyn.*, VIII, p. 97, 1875.

Bischoff. — *Die sogenannte Endrometritis fungosa.* Vortrage in d. med. Gesellsch. 1er novembre 1877.

Bæters. — *Centralbl. für gyn.*, 1877 et 1878.

Mundé. — *Centralbl. für Gyn.*, 1878, n° 6.

Nœgerath. — *Obstetric Society of New York.* Séance du 5 février 1878.

Cervis. — *The treatment of epithelioma of the uterus by erosion.* St-Thomas hosp. Rep. IX, p. 1, 1878.

Augus Macdonald. — *On the treatment of abortion.* Edinb., med. Journ., p. 676. Febr. 1880.

E. Schwartz. — *Zur intra-uterine Therapie.* Arch. für Gyn. B. XVI, H. 3, p. 345.

Chéron. — *Gazette des hôpitaux*, 1881, n° 1.

A. Martin. — *Zur intra uterine Behandlung.* Zeitschrift für geb. und gyn. Band, VII. Heft 1.

Prochownik. — *Volkm. klin. Vortr.*, n° 193. Ueber Auskralzung der geb., 1881.

Brenneke. — *Arch. klin. für gyn.*, XX, p. 455, 1882.

Werbecker-Steenefel. — *Arch. für gyn.*, XX, p. 286, 1882.

Pick. — *Deut. med. Woch.*, n° 5, 1883.

Rabenan. — *Berlin. Klin. Woch.*, n° 13, 1883.

Mundé. — *American journ. of obstetrics*, p. 142, 1883.

Alloway. — *American journ. of obstetrics*, p. 133, 1883.

Boldt. — *Société des médecins allemands de New-York*, 21 juin 1883.

Duvelius. — *Soc. gyn. de Berlin*, 11 janvier 1883. Arch. de Toc., 1884.

Schwartz. — *Arch. für gyn.*, Bd. XX, p. 245.

Martin. — *Zeitschr. für geb. und gyn.*, Bd. VII, p. 1.

Rabenan. — *Berlin. Klin. Woch.*, n°⁵ 51, 52 et suivants, 1884.

Verneull. — *Société de chirurgie.* Séance du 11 juin 1884.

Rheinstaedter. — *Centralblatt für gyn.*, n° 3, 1884.

Léopold Meyer. — *Centralblatt für gyn.*, 20 septembre 1884.

Weit. — *Samml. Klin. Vortrage*, n° 254, 1885 et Centralblatt, für gyn., n° 46, 1885.

Siredey. — *Dictionn. Jaccoud.* Art. *Métrorrhagie et Utérus.*

Hunter. — *Arch. de Tocol.*, p. 867, octobre 1885.

Schrœder. — *Zeitsch. f. gebh. und gyn.*, I, p. 189.

Hart et Barbour. — *Manuel de Gynécologie*, p. 343, traduction Crouzat.

Adriet. — *Contribution à l'étude du grattage de l'utérus.* Thèse, Paris, 1885.

Gallez. — *Académie de médecine de Belgique.* Séance du 31 octob. 1885.

Kretschmer. — *Société obstétric. et gyn. de Berlin.* Séance du 27 nov. 1885 et Centralblatt f. gyn., 2 janv. 1886.

Ménière (d'Angers). — *Gazette de gyn.*, 1er déc. 1885.

S. Pozzi. — *Cours professé à l'hôpital de Lourcine* (1885-1886).

Heinricius. — *Gynækologiske og obstetriciske meddelelser.* Tome VI, p. 207-216. Copenhague 1886.

Moser. — *Diss. in Breslau*, 1886.

Vulliet. — *Académie de Médecine*, séance du 6 avril et congrès de chirurgie, séance du 23 oct. 1886.

Bouilly. — *Clinique*, in Semaine Médicale, p. 475, 1886.

Fraipont. — *Société med. chir. de Liège.* Séances de février et du 5 août 1886.

De Sinéty. — Art. *Utérus*, in Dictionnaire Dechambre, série V, t. II, 1886.

B. W. Martinow. — Wratsch., 6-18 mars 1886.

Walton (de Bruxelles). — *Mémoires sur le curage de l'utérus*, p. 10, 1886.

Robert Wilson. — *Medical News*, 24 juillet 1886.

Bompiani. — *Lo sperimentali*, oct. 1886.

Martin. — *Société obst. et gyn. de Berlin*, 28 mai 1886.

Dreyer. — *Société méd. de Berlin.* Séance du 6 juin 1886.

Flaischlen. — *Société obst. et gyn. de Berlin*, 9 avril 1886.

B. Browne. — *Meeting med. chir. de Maryland.* Séance du 29 avril, in Med. News, p. 584, 27 mai 1886.

Doléris. — *Nouv. Arch. d'obstétrique et de gyn.*, mai et juin 1886. Société obstétricale et gynécologique de Paris. Discussion sur l'emploi de la curette post abortum, 8 juillet 1886.

Longyear. — *Amer. Journ. of Obst.*, août 1886.

A. Wisard. — *Nouv. Arch. d'Obst.*, p. 496, août 1886.

Gaches-Sarraute. — *Nouv. Arch. d'Obst. et de gyn.*, p. 684, nov. 1886.

Auvard. — Gazette hebdomadaire, 12 nov. 1886.

Bar. — *Du cancer utérin pendant la grossesse et l'accouchement. Thèse de concours.* Paris, 1886.

Doléris. — *Nouvelle Arch. d'Obst. et de gyn.* Février et mars 1886.

Walton. — *Annales de la Soc. méd.-chir. de Liège*, avril 1887.

Muleur. — *Nouv. Arch. d'Obst. et de gyn.*, n° 8, p. 392, août 1887.

Kragelund. — Hospitals Tidende. Tome VI, 3, p. 216-222. Copenhague, 1887.

A.-R. Fischer. — *Journal d'Obst. et de gyn.*, n° 3, p. 169, 1887.

Guérin. — *Nouv. Arch. d'obst. et de gyn.*, n° 10, p. 476, oct. 1887.

Arthur V. Macan. — British med. journ., 20 août 1887.

Terrillon. — *Métrite hémorrhagique et curage de l'utérus*, in Bulletin médical, 3 août 1887.

C.-J. Chazan. — *Journal d'obst. et de gyn.*, p. 178-192, 1887.

Porak. — *Société obst. et gyn. de Paris.* Séance du 23 juillet 1887.

Fasola. — *Annali di obstetricia e gyn.*, vol. IX, 1-2.

Gaffé. — *Centralblatt für gyn.*, n° 16, 1887.

Orthmann. — *Centralblatt für gyn.*, n° 6, 1887.

Desmoulin. — *Quelques considérations sur le curettage de la cavité utérine comme traitement de la métrite hémorrhagique.* Thèse Paris, 1887.

Follin et Duplay. — *Traité élémentaire de pathologie externe.* T. VII, p. 660. Paris 1888.

Consulter en outre les divers traités des maladies des femmes.

Churchill. — *Traité des maladies des femmes*, 3ᵉ édition. Paris, 1881 (traduction Leblond).

Courty. — *Traité des maladies de l'utérus.*

Gallard. — *Leçons cliniques sur les maladies des femmes.*

Leblond. — *Traité élémentaire de gynécologie.*

De Sinéty. — *Traité pratique de gynécologie et des maladies des femmes.* Paris, 1884.

Hégar et Kaltenbach. — *Traité de gynécologie opératoire* (traduction Bar). Paris, 1885, p. 421.

Schrœder. — *Maladies des organes génitaux de la femme* (trad. Lauwers et Hertoghe). Paris, 1886.

Lawson Tait. — *Maladies des ovaires.* Paris, 1887.

Emmet. — *La pratique des maladies des femmes*, 1887.

S. Pozzi. — Cours à la Faculté de Paris (inédit), 1887-1888.

TABLE DES MATIÈRES

IMPRIMERIE LEMALE ET Cie, HAVRE

IMPRIMERIE LEMALE ET Cᵢₑ, HAVRE